臨床論文の

Methodsを読む
Method

臨床家が知っておきたいPICOと
統計解析の基本のキ

笹渕 裕介
自治医科大学
データサイエンスセンター

メディカル・サイエンス・インターナショナル

How to Read "Methods" in Clinical Papers: ABC of PICO and
Statistical Analysis
First Edition
by Yusuke Sasabuchi

©2019 by Medical Sciences International, Ltd., Tokyo
All rights reserved.
ISBN 978−4−8157−0148−2

Printed and Bound in Japan

序文

　本書の目的は臨床家が読み飛ばしがちな臨床論文の"Methods"をきちんと読んで理解し，研究の質を評価できるようになるための，基本的な知識を身につけることにあります。

　我々臨床家は，抄読会や日々の臨床上の疑問を解決する目的などで，臨床研究の論文を読む機会が格段に増えます。しかし，論文の"Methods"に書かれた研究デザインや統計手法などの方法論に目を向けている臨床家は，どれほどいるのでしょうか。かくいう筆者も"Methods"部分を飛ばして"Results"と"Conclusions"を紹介するような抄読会を数多く経験してきました。しかしよく考えてみれば，"Methods"を読まずに研究の質を評価することができるわけがありません。質がわからないのに，その結果を自分の患者へ適用できるのか？臨床家として正しい姿勢なのか？というのは，当然の疑問でしょう。

　筆者は縁あって，2013年に東京大学SPHへ進学し，臨床疫学・経済学教室に所属することになりました。そこで自分たちがデザインする観察研究の質を高めるために，同期の仲間達とさまざまな論文の"Methods"を吟味する「鑑賞会」という勉強会を週に1度行ってきました。そこで得た知見は，まさに前述の疑問に対する答えにもなっていました。この鑑賞会に匹敵するようなものを臨床家に届けられないかと考えたのが，雑誌INTENSIVIST誌での連載「Methodsを読むMethod」だったのです。本書はその連載で十分伝えきれなかった部分を大幅に加筆し，臨床家が論文を読んで自分の患者へ適用する際の助けになるものになったと自負しています。

本書は，2部構成となっています。第1部は，研究デザインの基本について解説します。そして第2部は，主に観察研究で用いられる統計解析の手法を解説します。すべての章は，前半部分で各章のテーマについて解説し，後半部分の"Pick up Methods"でそのテーマに沿った実際の論文を引用して，理解を深める構成になっています。

　本書が完成するまでには，多くの方のお世話になりました。連載時には，東京慈恵会医科大学附属病院 集中治療部の内野滋彦先生に，お忙しいなかレビューをしていただきました。お礼申し上げます。また，メディカル・サイエンス・インターナショナル 編集部の金子史絵さんには，原稿の整合性や不明瞭な点を指摘していただくなど，さまざまな助言をいただきました。最後に，「鑑賞会」を始めた東京大学の仲間にもお礼を言いたいと思います。彼らがいなければ，本書は生まれなかったでしょう。

　2019年4月

笹渕　裕介

目次

第1部 研究デザインの基本

1章 EBM 1

EBM の実践——— 2

Pick up Methods ——— 7

2章 臨床論文の構造 15

"Methods" の概要——— 16

Pick up Methods ——— 21

3章 観察研究 27

臨床研究とは——— 28

割合，率，比——— 29

観察研究の型——— 31

誤差の分類——— 35

偶然誤差——— 36

系統誤差——— 36

Pick up Methods ① コホート研究——— 40

Pick up Methods ② 症例対照研究——— 44

第2部 統計解析の基本

4章 回帰分析 49

回帰分析とは——— 50

回帰式の基本——— 51

Pick up Methods ——— 55

5章 生存時間分析 59

生存時間分析で用いられる用語——— 60

生存時間分析とは——— 61

生存時間分析の目的——— 62

Kaplan-Meier 法による生存曲線とその比較——— 63

Cox 比例ハザードモデルを用いた回帰分析——— 64

競合リスク分析——— 66

Pick up Methods ——— 67

6章 プロペンシティスコア 73

プロペンシティスコアとは——— 74

プロペンシティスコアの利用方法——— 75

マッチングの手順——— 77

IPTW の手順——— 81

Pick up Methods ①マッチング——— 83

Pick up Methods ② IPTW ——— 87

7章 操作変数 95

操作変数とは —— 96

操作変数法による治療効果の推定 —— 97

操作変数の前提条件 —— 98

操作変数法の限界 —— 100

Pick up Methods —— 101

8章 差の差分析 109

前後比較デザイン before after design —— 110

差の差分析 difference-in-differences analysis —— 110

Pick up Methods —— 114

9章 不連続回帰デザイン 121

不連続回帰デザインとは —— 122

不連続回帰デザインの分類 —— 123

不連続回帰デザインの前提条件 —— 124

不連続回帰デザインにおける介入効果の推定 —— 127

不連続回帰デザインの限界 —— 128

Pick up Methods —— 129

10章 データベースの二次利用 135

primary data と secondary data —— 136

なぜ診療報酬請求データを利用するのか？ —— 137

診療報酬請求データの限界 —— 137

国内外の診療報酬請求データ —— 138

診療報酬請求データの質 —— 140

Pick up Methods ——— 142

索　引 ——— 148

　　αエラーとβエラー ——— 12
　　率と割合のちがい ——— 30
　　マッチングに用いる因子の数は？ ——— 32
　　生態学的研究 ecologic study ——— 35
　　情報のない打ち切り ——— 61
　　c 統計量と背景要因のバランス ——— 80

第1部 研究デザインの基本

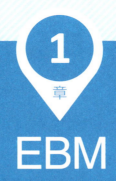

1章 EBM

Evidence Based Medicine（EBM）という言葉を聞いたことがないという臨床家はいないでしょう。では，この言葉をきちんと説明できる人はどうでしょうか？ 全員ではないにしても，多くの方は説明できますよね？ それでは，批判的吟味を普段から行っているという方はどうでしょうか？ 最低限の統計学的知識を必要としますね。

少し自信がなくなりましたか？ でも，大丈夫です。本章で「EBM」から基本的な「統計」の話まで一緒に勉強していきましょう。まず，EBMや基本的な統計について解説し，次いで，よく使われる研究デザインや統計学的手法について，実際の論文を引用しながら，"Methods"を中心に鑑賞していきたいと思います。

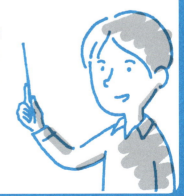

第1部 研究デザインの基本

▶EBM の実践

EBM とは Evidence Based Medicine の略であり「根拠に基づく医療」と訳されている。EBM とは「臨床研究から得られる最新かつ最良の医学的知見（available best evidence）を誠実かつ思慮深く個々の患者管理に適用すること」[1]と定義されている。具体的には EBM には5つのステップがある。すなわち，

1. 臨床上の疑問（クリニカルクエスチョン）を定式化
2. 情報収集
3. 批判的吟味
4. 個々の患者への適用
5. まとめ

である。これらのステップを具体的に例を挙げてみていこう。

▶ステップ1：臨床上の疑問を定式化

あなたは今，1人の患者を目の前にしている。65歳の男性。昨日夜間に肺炎の診断で入院。抗菌薬治療を受けていたが，酸素化の悪化および血圧低下により本日午前中になって ICU に入室してきた。ICU にて挿管・人工呼吸器管理となり，また，ショックに対して輸液とノルアドレナリンが開始された。初期治療が終わり患者のバイタルも安定したところで，指導医からリハビリテーションをオーダーしておくようにという指示があった。さて，リハビリテーションは本当に必要なのだろうか？　日常生活動作（ADL）の改善につながるのだろうか？　あるいは事故抜管が起きやしないだろうか？この臨床上の疑問を定式化してみよう。

2

定式化というのは，言い換えると PICO（PECO）[*1] というフレームワークで考える，ということである。PICO（PECO）とは

- **P**：patient（どんな患者に）
- **I**：intervention（どんな治療を行うと）
- **C**：comparison（代替の治療に比べて）
- **E ＆ C**：exposure（どんな曝露があるとない場合と比べて）
- **O**：outcome（アウトカムはどうなるのか？）

のことである。上記の症例で生じた疑問を PICO の枠組みで考えると，

- **P**：人工呼吸を行っている患者に
- **I**：リハビリテーションを行うと
- **C**：行わなかった場合と比べて
- **O**：ADL が改善するのか？

と言い換えることができる。このように定式化を行うことによって，より複雑な状況からでも臨床上の疑問を明確にし，次のステップである情報収集を行いやすくする。

　今回は，治療についての疑問を例として挙げたが，臨床上の疑問は大きく，治療・診断・害・予後の4つに分類される。この分類によってステップ3の批判的吟味の手順や必要な知識が異なってくる。

[*1] PECO と表すこともある。PECO の場合は，E は exposure であり，「どのような曝露があると，ない場合に比べて」になる。

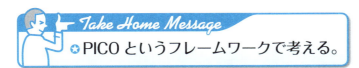

Take Home Message
- PICO というフレームワークで考える。

第1部 研究デザインの基本

▶ステップ2：情報収集

このステップでは，最新の医学研究に基づく知見の検索を行う。試しに PubMed で "mechanical ventilation"，"rehabilitation"，"intensive care unit" を検索してみると，452件 HIT した。忙しい臨床の合間にこのなかから目的の論文を探し当てることは相当大変だろう。検索に時間を費やし，肝心の論文を読む時間がなくなる，なんていうことになってしまっては本末転倒である。その分野の専門家以外は二次情報からあたるのが効率のよい方法である。一般的によく例として挙がる二次情報は

- Cochrane library
- Annals of Internal Medicine 誌で連載されている ACP journal club
- UpToDate

などだろう。その他，診療ガイドラインやシステマチックレビュー，商業誌，きちんと孫引きができる教科書なども有用である。

筆者のおすすめの PubMed 検索方法を紹介する。

1. 検索語を入力し，検索する
2. 検索結果画面の左サイドバーにある "Show additional filters" から "Journal categories" と "Search fields" を選択する（図1）
3. "Journal categories" で "Core clinical journal" を，"Search fields" で "Title/Abstract" を選択する（図2）
4. 論文数が多ければ，さらに左サイドバーの "Publication dates" から "5 years" や "10 years" を選択し，直近のものに絞り込む

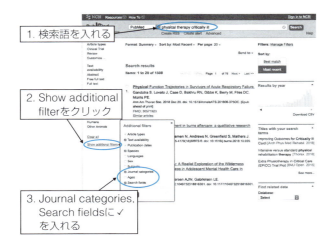

図1 ● 検索語入力からJournal categoriesの表示まで

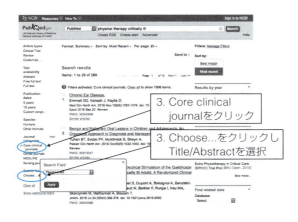

図2 ● Journal categoriesでの絞り込み

今回は"rehabilitation"and"mechanical ventilation"で直近10年の検索結果34件がHITした。この本数ならすべてのタイトル/アブストラクトを読んでも，そう時間はかからないだろう。今回HITした論文のなかから，以下の論文を例に挙げ，解説していく。

Schweickert WD, et al. Early physical and occupational therapy in mechanically ventilated, critically ill patients : a randomised controlled trial. Lancet 2009 ; 373 : 1874-82.
PMID : 19446324

このようにして検索した論文について，次のステップで批判的吟味を行う。繰り返すが，文献検索に時間をかけてはならない。読むために時間を使おう。

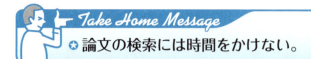

● 論文の検索には時間をかけない。

▶ ステップ3：批判的吟味

批判的吟味とは，ステップ2で検索した論文が信頼に値するかどうかを検討することであり，内的妥当性（結果の妥当性・結果の重要性），外的妥当性（目の前の患者に適用可能かどうか）を個々に検討する。そのため，批判的吟味を行うためには，研究デザインの理解や基本的な統計学の知識が必要となる。これらの内容は"Methods"に記載されており，EBMを実践するうえで**Methodsの理解が非常に重要となる**。

▶ ステップ4：個々の患者への適応

このステップがEBMを実践するうえで，最も重要かつ困難であると言っても過言ではない。このステップではステップ3までで得られたavailable best evidenceに加えて，臨床家自身の経験，患者の選好をふまえて診療に適用する必要がある。論文を読んで得た知識をそのまま患者に適用することがEBMではないということを肝に銘じておかなくてはならない。

EBM 1 章

▶ ステップ5：まとめ

ここまで行ってきた EBM のステップ 1〜4 を振り返り，客観的に評価することで，より質の高い EBM を実践できるよう心がける。

▶ Pick up Methods

本章では，上記ステップ 3 で検索した人工呼吸患者に対する早期理学療法，作業療法に関する無作為化比較試験（RCT）[2] を鑑賞する。この論文の PICO は

P：内科 ICU に入室している人工呼吸期間が 72 時間未満の成人患者
I：早期理学療法・作業療法
C：通常診療
O：退院時の ADL が自立かどうか？

である。結果は，早期理学療法，作業療法を行った群では，通常診療を受けた群と比較して，退院時に有意に ADL が自立している患者が多いというものだった。

　本章では，"Methods" を読むために必要な基礎知識，批判的吟味を行ううえで知っておくべきポイントについても焦点を当てていく。

▶ Inclusion/Exclusion Criteria

Patients in the medical ICU were screened daily to identify adults（≧18 years of age）who had been on mechanical ven-

7

第1部 研究デザインの基本

> tilation for less than 72 h, were expected to continue for at least 24 h, and who met criteria for baseline functional independence (defined a priori as a Barthel Index score ≧70 obtained from a proxy describing patient function 2 weeks before admission).

"Patients"の項を読むと，この研究での"Inclusion/Exclusion criteria"（PICOのPatientにあたる）が詳細に記載されている。"Inclusion/Exclusion criteria"は，実際に自分の目の前の患者に研究結果を適用する際の重要な判断材料となる。また，"Result"には，組み入れている患者の背景も提示してある（しかし，必ずしもこの点を考慮せずに，研究結果を目の前の患者に適用していることも多いのではないだろうか）。

　この論文では，18歳以上，人工呼吸期間が72時間未満で24時間以上継続が見込まれる，入院前のBarthel Indexが70点以上の患者を組み入れている。したがって，入院前のADLが低い患者に対する早期理学療法・作業療法の効果は，この研究からは判断できない。入院前のADLが低い患者に対して早期理学療法・作業療法を行う場合には，そのような患者群を対象に行った研究ではないという点を理解したうえで，適用を考慮するというのが正しい姿勢であろう。

▶ Procedures

> Patients were randomly assigned in a 1 : 1 ratio to exercise and mobilisation (physical and occupational therapy) beginning on the day of enrolment (intervention) or to standard care with physical and occupational therapy delivered as ordered by the primary care team (control).（略）

EBM 1章

"Procedures"には，どのようなプロトコルを用いて早期理学療法・作業療法を行ったかが記載されている（PICO の Intervention および Comparison にあたる）。この研究では，介入群では割り付けした当日に理学療法・作業療法を開始，対照群では診療にあたったチームからオーダーが出された際に理学療法・作業療法を開始している。詳細は原著論文を読んでいただきたいが，range of motion（ROM）から始まり，坐位をとり，ADL 訓練を行うこと，さらにはベッドからの移動，最終的には歩行へと運動強度を上げている。介入の具体的内容を知らずに，実際の臨床に適用することはできない。例えば，リハビリテーションをオーダーしても，いつまでも ROM をやっているだけではないということをきちんと理解しておく必要がある。

▶ Outcomes

The primary endpoint was defined a priori as the number of patients returning to independent functional status at hospital discharge.（略）

Outcome は退院時の ADL 自立としている。

▶ intention-to-treat analysis

intention-to-treat（ITT）analysis とは，介入群に割り付けられた患者は，たとえ途中でプロトコルと異なる治療を受けたとしても介入群として解析を行うという方法である。逆に，受けた治療による解析は per-protocol analysis と呼ばれる。無作為化によって割り付けられた 2 群は割り付けられた時点では背景要因が似通った 2 群となっているはずである。もし何らかの理由で，割り付けられた治療と異なる治療を受

9

第1部 研究デザインの基本

けた患者を除外してしまうと，2群の背景要因に偏りができてしまう可能性がある。この偏りによって真の治療効果と異なる結果になってしまうこともあり得る。一方，割り付けられた治療を受けなかったり，異なる治療を受けたりした患者を含めて解析すると，結果が正しい治療効果を反映しなくってしまうと思う方もいるかもしれない。しかし，実際の臨床現場では，必ずしも患者がプロトコルどおりに治療を受けない場合もあるだろう。それも織り込んだ治療効果という意味で，より実際的な解析方法であると言える。

　安全性に関するアウトカムや非劣性試験では，ITT による解析だけでなく per-protocol による解析も重要である。なぜなら，このような場合に ITT 解析をしてしまうと実際に害があったとしてもそれを見逃してしまう可能性がある[3]からである。

▶ p 値と信頼区間

p 値とは「0.05 より小さければ幸せ」というものではなく，仮説を検証するためのものである。2群の比較の場合を考えてみよう。もしこの2群に差がないと仮定すれば，実際にデータ収集を繰り返すと2群の差は 0 を中心にばらつくはずである。これを図で表すと図3のようになる。2群に差がないと仮定をおいたときに観測された以上に差が生じる確率が p 値である。本論文のプライマリアウトカムを見てみよう。退院時 ADL 自立の割合は，介入群で 59%，対照群で 35% であり，p＝0.02 とある。これは，「両群のアウトカムの発生率が等しい」という仮説が正しいとすれば，2群の差がこの結果以上となる確率は 0.02（2%）であるという意味になり，「アウトカム発生率が等しい」という仮説を否定（棄却）でき

10

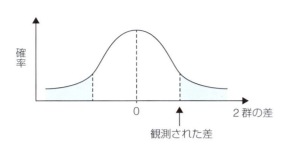

図3 ● 2群の差と確率の関係
曲線の下の面積の和は1になる。観測された以上の差が生じる確率は青色部分の面積に等しく，これがp値である。

る。p値は，より小さければ治療効果が大きいという意味ではない。

一方，信頼区間は，その結果がどの程度「もっともらしいか」を示している。今回のプライマリアウトカムはオッズ比2.7（95％信頼区間1.2～6.1）と報告されているが，これは同じ研究を際限なく繰り返して行った場合，95％の確率でオッズ比が1.2～6.1の間になるという意味である。

余談であるが，無作為化した際に，ベースラインの差を検定し，p値を表示している研究を見たことがあるだろう。このときのp値は何を意味しているのだろうか？　これも，アウトカム同様2群が等しいと仮定したときの確率を示している。しかし，RCTでは無作為化しているので，2群間のばらつきが等しいことは検定する前からわかっている。すなわち，この場合のp値には何の意味もない。どんな値であっても，偶然の結果なのである[4]。本章で取り上げた論文でもTable 1に患者背景が示されているが，p値は記載されていない。

MEMO　αエラーとβエラー

実際には差がないのに差があるとしてしまうエラーをαエラー，実際には差があるのに差がないとしてしまうエラーをβエラーという。臨床研究のサンプルサイズを計算する際，αエラーは0.05，βエラーは0.1〜0.2に設定することが多い。差があるものを差があると検出できる検出力（power）は，$1-\beta$で表される。

▶リスクとオッズ

リスクとは集団全体のうちアウトカムを発生した人の割合である。一方オッズは，曝露のある人の割合／曝露のない人の割合である。

表1は，喫煙と心筋梗塞の関係を調べた表である。喫煙あり群の心筋梗塞のリスクは 12 ÷ 20 = 0.6，喫煙なし群のリスクは 4 ÷ 20 = 0.2 であり，リスク比は 0.6 ÷ 0.2 = 3 となり，喫煙ありはなしと比較して，心筋梗塞に3倍なりやすいということになる。

一方，心筋梗塞ありの喫煙のオッズは 12 ÷ 4 = 3，心筋梗塞なしの喫煙のオッズは 8 ÷ 16 = 0.5 なので，心筋梗塞に対する喫煙のオッズ比は 3 ÷ 0.5 = 6 となる。

ここで注意すべきは，喫煙が心筋梗塞に6倍なりやすいとは言えず，数値自体は臨床的な解釈ができない点である。

表1 ● 喫煙と心筋梗塞の関係をみる分割表

	心筋梗塞あり	心筋梗塞なし	合計
喫煙あり	12	8	20
喫煙なし	4	16	20

▶ RRR と NNT

治療効果がどの程度なのかは相対リスク差 relative risk reduction（RRR）および number needed to treat（NNT）で定量化するのが理解しやすいとされている。RRR は 1 － RR（リスク比 relative risk），NNT は ARR（絶対リスク差 absolute risk reduction）の逆数で算出される。表 2 に計算のための分割式を示す。

表 2 ● RRR と NNT の計算のための分割表

	介入群	対照群
アウトカムあり	a	b
アウトカムなし	c	d

$$RR = \left(\frac{a}{a+c}\right)\Big/\left(\frac{b}{b+d}\right)$$

$$RRR = 1 - RR$$

$$ARR = \left(\frac{b}{b+d}\right) - \left(\frac{a}{a+c}\right)$$

$$NNT = \frac{1}{ARR}$$

これらの計算結果は

- 治療を行うことで，アウトカムを RRR の計算結果の分だけ減らす
- NNT の人数に対して治療を行うことで 1 人のアウトカムを避けることができる

と解釈される。あなたが読んだ論文の著者は，もしかすると RRR と NNT 結果のうち，インパクトが大きく見えるほうだけを報告するかもしれない。そのため，必ず自分で計算す

るように心掛けよう。

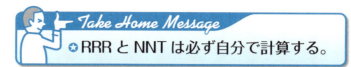
RRRとNNTは必ず自分で計算する。

　この論文の結果（表3）からそれぞれ計算すると（この研究では死亡などと違ってアウトカムが多いほうが好ましいので，プラスとマイナスが逆になる），RRR＝71％，NNT＝4.1となる。これらの結果は，それぞれ"早期理学療法・作業療法によって退院時ADL自立である患者が71％増える"と"5人の患者に早期理学療法・作業療法を行うと退院時ADL自立である患者を1人増やす"という解釈となる。

表3 ● 本論文のアウトカムの分割表

	介入群	対照群
ADL自立	29	19
ADL自立せず	20	36

● 文献
1. Haynes RB, Sackett DL, Gray JM, et al. Transferring evidence from research into practice : 1. The role of clinical care research evidence in clinical decisions. ACP J Club 1996 ; 125 : A14-6.
　　　　　　　　　　　　　　　　　　　　　PMID : 8963526
2. Schweickert WD, Pohlman MC, Pohlman AS et al. Early physical and occupational therapy in mechanically ventilated, critically ill patients : a randomised controlled trial. Lancet 2009 ; 373 : 1874-82.　　　　　　　　　　　　　　　　PMID : 19446324
3. Detry MA, Lewis RJ. The intention-to-treat principle : how to assess the true effect of choosing a medical treatment. JAMA 2014 ; 312 : 85-6.　　　　　　　　　　　　　　PMID : 25058221
4. Vickers AJ. What is a *p*-value anyway? : 34 Stories to Help You Actually Understand Statistics. Boston : Addison Wesley, 2010.

第2章 臨床論文の構造

第1部 研究デザインの基本

読者の皆さんは論文を読む際に Methods を読んでいますか？ もしかすると面白くない，わかりにくいなどの理由で飛ばしてしまっている人もいるのではないでしょうか？ 特に "Statistical Analysis" などはまったくお手上げなんていう人も少なくないかもしれません。

実は Methods を正しく読めないと論文を正しく評価することができません。Methods にはその研究がどのように行われたのかについての詳細が書かれています。

本章では，Methods には何が書かれているのかを解説し，次いで実際の論文を引用して Methods の内容を鑑賞していきたいと思います。

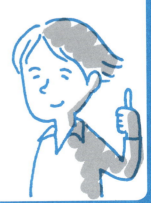

▶ "Methods"の概要

論文の"Methods"の部分には，一般的に以下の内容が含まれる。

- 研究デザイン
- セッティング，期間
- 研究参加者
- 観察項目と測定方法
- 統計解析の手法

通常"Methods"と"Results"は対応している。"Methods"に記載されていない内容を"Results"に示す，あるいは逆に"Methods"にある内容を"Results"に示さないといったことはない。また，"Results"は基本的に"Methods"に記載された順にまとめられる。したがって，"Methods"をきちんと理解することが，"Results"を解釈するうえで重要となる。以下に，各項目について簡単に解説する。研究デザインごとに論文に記載すべき情報をまとめた各種声明[*1]が発表されており，詳しい内容についてはそれらを参考にしていただきたい。

[*1] 以下のウェブサイトを参照。
<http://www.consort-statement.org>
<http://www.strobe-statement.org>
<http://www.prisma-statement.org>

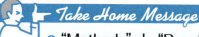

- "Methods"と"Results"は記述内容，記述順序とも対応している。

▶ 研究デザイン

多くは，"Methods"の早い段階で研究デザインについて記

載がある。介入研究であれば無作為化か非無作為化か，観察研究なら前向きか後向きか，症例対照研究かコホート研究かなどである。

▶ セッティング，期間

研究実施場所はどこか，誰がどのようにデータを収集したのかが記載される。また，データ収集の期間および追跡期間も記載される。これらの情報は収集したデータの信頼性などの判断材料になる。例えば医師が忙しいなかボランティアでデータを収集した場合は，信頼性が低くなる可能性がある。データの質をコントロールするための対策がなされた場合には，それも記載される。

　研究が行われた時期も重要である。例えば，人工呼吸に関する 1990 年代の患者を対象にした研究と 2010 年以降の患者を対象にした研究では，人工呼吸管理の方法，特に 1 回換気量に大きな違いがあることが推測される。

▶ 研究参加者

研究参加者は，組入/除外基準として詳細に記載される。どういった患者が含まれているのか，あるいは除外されたのかを理解することで，この研究が妥当か（内的妥当性），自分の患者に研究結果が適応可能なのか（外的妥当性）を判断する材料になる。

▶ 観察項目と測定方法

主要なアウトカムや患者の背景要因，検査結果や受けた治療など，研究で利用した変数はすべて記載される。年齢や性別などは問題になることはないが，変数によっては測定方法が

第1部 研究デザインの基本

重要になってくる。例えば，禁煙対策の介入研究において，禁煙の成否を本人に答えてもらったのか，あるいは呼気の一酸化炭素濃度を測定したのかでは，その信頼度にかなり差があることが予想される。重要な変数や，曖昧になりやすい変数の定義などは，詳細に記載されていることが多い。

▶ 統計解析の手法

用いたすべての統計解析の手法が記載される。どのような手法を用いて各群を比較したのか，効果の推定はロジスティック回帰分析によるのか，生存時間分析を Cox 比例ハザードモデルによって行ったのか，などである。本章では単純な群間比較を考えてみる。

まず，群間比較をする際に比較するアウトカムが，カテゴリー変数か連続変数か[*2]によって利用する手法が異なる。また，連続変数であっても分布を仮定してよいかどうか（正規分布するか，等分散かどうか）によって手法が異なってくる。厳密な使い分けは統計学の専門書に譲るが，表1のように分けてしまっても，大きな間違いはない。以下は，最も基本となる方法である。たとえ知らない手法が使われていても，

*2 カテゴリー変数とは男女や死因などのように分類するためのもの。連続変数とは体重や血圧などのように数値で表わされ，その数値の幅に意味のあるもの。

表1 ● 群間比較の検定方法

カテゴリー変数
χ 二乗検定 Fisher 正確検定

連続変数	
正規分布	t 検定（2 群） ANOVA（3 群以上）
非正規分布	Wilcoxon 順位和検定（2 群） Kruskal-Wallis 検定（3 群以上）

調べてみるとこれらを拡張したものであることが多いので，押さえておくとよい。

◎カテゴリー変数： χ 二乗検定・Fisher の正確検定

サンプル数が小さい場合，χ 二乗検定は当てはまりがあまりよくないので，Fisher の正確検定を利用したほうがよい。また，サンプル数が大きい場合はどちらを用いてもよい。

◎連続変数で正規分布を仮定する方法：t 検定・分散分析

比較する群の母集団が正規分布する仮定をおいている。3 群以上の平均を比較する場合に分散分析 analysis of variance を利用する[*3]。

◎連続変数で分布を仮定しない方法：Wilcoxon の順位和検定（Mann–Whitney U 検定）・Kruskal–Wallis 検定

2 群の比較を行う場合 Wilcoxon の順位和検定（Mann–Whitney U 検定）を利用する。一方，3 群以上の比較の場合は Kruskal–Wallis 検定を利用する。

3 群以上の比較を行った際に統計学的に有意差があっても，どこに差があったのかは上記の手法ではわからない。どの群とどの群に差があったのかを検討するために単純に 2 群を取りだして何度も比較すると，多重検定という問題が生じる[*4]ため，これを調整する方法が数多く提唱されている。Tukey，Dunnett，Bonferroni などの方法が有名である。

▶ 交互作用[1)]

治療やアウトカム以外の要因によって，治療効果が異なるような場合，これを交互作用 interaction という。例えば，ある治療薬 A と疾患 X の関係が，喫煙者と非喫煙者では異なるような場合を交互作用があると表現する。

表 2 に交互作用の具体例を示した。患者全体では，治療薬

[*3] 等分散でない場合は Welch の t 検定を用いる。

[*4] 差がないものを誤って差があるとしてしまうリスクが高くなる。

第1部 研究デザインの基本

表2 ● 交互作用の具体例

全患者		
	疾患Xあり	疾患Xなし
治療薬Aあり	60	60
治療薬Aなし	90	90
治療薬A服用患者の非服用患者に対するオッズ比＝（90 × 60）÷（60 × 90）＝ 1		

喫煙者		
	疾患Xあり	疾患Xなし
治療薬Aあり	50	10
治療薬Aなし	50	40
治療薬A服用患者の非服用患者に対するオッズ比＝（50 × 40）÷（50 × 10）＝ 4		

非喫煙者		
	疾患Xあり	疾患Xなし
治療薬Aあり	10	50
治療薬Aなし	40	50
治療薬A服用患者の非服用患者に対するオッズ比＝（10 × 50）÷（40 × 50）＝ 0.25		

*5 オッズ比については，12ページ参照。

Aの有無で疾患Xの発症は等しく，治療薬A服用患者の非服用患者に対する疾患X発症のオッズ比[*5]は1となる。しかし，喫煙者と非喫煙者に層別化すると，喫煙者ではオッズ比が4であるのに対して，非喫煙者では0.25となる。交互作用がある場合，このように要因で層別化することで治療効果が異なってくる。無作為化比較試験（RCT）において，より効果の大きい集団を特定するために層別解析をしばしば行うが，交互作用が統計学的に有意であった場合は，各層によって治療効果が異なると判断される。

…

Methodsに記載された内容を理解することは，結果の解釈

の際に非常に重要だが，論文を執筆するという視点からみると，さらに理解が深まると思われる。研究デザインの立案[1]や論文執筆[2]などの参考図書を挙げておくので是非一読をおすすめする。

> **Take Home Message**
> ○ 最も基本となる群間比較の方法を押さえておく。

Pick up Methods

本章では，血液量減少性ショックに対する膠質液と晶質液の効果を比較した無作為化比較試験（RCT）[3]を鑑賞する。

> *Annane D, Siami S, Jaber S, et al. Effects of fluid resuscitation with colloids vs crystalloids on mortality in critically ill patients presenting with hypovolemic shock : the CRISTAL randomized trial. JAMA 2013 ; 310 : 1809-17.*
> *PMID : 24108515*

この論文の PICO は

- **P**：ICU に入室した hypovolemic shock の患者
- **I**：膠質液
- **C**：晶質液
- **O**：28 日死亡

である。結果は，2 群間で差がないというものであった。

第1部 研究デザインの基本

▶ Study Design

CRISTAL was a pragmatic, international, randomized trial performed in 2 parallel groups. (略) The first patients were recruited for the study in February 2003 and the last patients in August 2012. The end of follow-up occurred in November 2012.

"Methods" の最初に研究デザイン，セッティング，期間が記載されている。本研究が多国籍・多施設 pragmatic RCT であり，研究期間は 2003 年 2 月〜2012 年 8 月，最終フォローアップは 2012 年 11 月となっている。

　RCT は大きく pragmatic trial と explanatory trial に分けることができる。pragmatic trial とは患者の割り付け治療以外は日常臨床の範囲で行い，施設間の違いなどは容認するデザインの研究である。明確な境界はないが，可能なかぎり割り付け治療以外も制御する explanatory trial と対比される。pragmatic trial の最大の利点は外的妥当性の高さにある[4]。

▶ Study Participants

Eligible patients were adults admitted to any of 57 participating ICUs in France, Belgium, Canada, Algeria, and Tunisia (additional information appears in the Supplement), accounting for more than 5000 potentially eligible patients. (略) The reasons for exclusion are listed in Figure 1 and eTable 1 in Supplement.

患者の組入/除外基準が書かれている。多くの論文ではフローチャート形式（図1）で示されており，患者がどのように振り分けられたかが一目瞭然である。RCT では必ず[3]，その他の研究デザインでも，多くの場合において患者の組み入

22

臨床論文の構造 2章

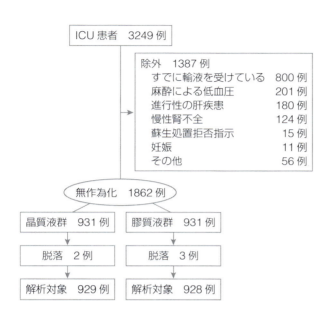

図1● 患者の組入/除外のフローチャート

れ，除外，割り付けなどをフローチャートで示しており，理解の一助になる。

▶ Study Treatments

Eligible patients were randomly allocated to fluid resuscitation with crystalloids (control group) or with colloids (experimental group). In the crystalloids group, allowed treatments included isotonic or hypertonic saline and any buffered solutions. In the colloids group, hypooncotic (eg, gelatins, 4% or 5% of albumin) and hyperoncotic (eg, dextrans, hydroxyethyl starches, and 20% or 25% of albumin) solutions were permitted.
Within each treatment group, investigators could use whichever fluids were available at their institution.（略）

第1部 研究デザインの基本

"Study Treatment" に輸液療法の詳細が記載されている。この研究では，輸液の種類と量は各施設の裁量に任せている。この部分が pragmatic である。explanatory trial では「両群で中心静脈圧（CVP）が xx cmH₂O 以下で輸液○○ mL を30分以内に投与し…」などと細かいプロトコルが設定される。

▶ Study Outcomes

> The primary outcome was mortality at 28 days. Secondary outcomes included death rates at 90 days and at ICU and hospital discharge ; number of days alive and not receiving renal replacement therapy, mechanical ventilation, or vaso-pressor therapy ; days without organ system failure (ie, SOFA score < 6) ; and days not in the ICU or hospital.

この研究のプライマリアウトカムは 28 日死亡割合。セカンダリアウトカムは ICU，院内，90 日それぞれの死亡割合，腎代替療法/人工呼吸/昇圧薬なしの生存日数，多臓器不全なし（SOFA*6 < 6）の日数，ICU および入院していなかった日数である。死亡は二値アウトカム，その他は連続変数である。

*6 SOFA：Sequential Organ Failure Assessment。多臓器不全の評価法で，主に ICU において使用されている。一般病棟で使用する目的で quick SOFA（qSOFA）も開発されている。

▶ Statistical Analysis

> For mortality end points, the analysis was performed using the Mantel-Haenszel test stratified by admission diagnosis (ie, sepsis, trauma, or other causes of hypovolemic shock) and using a Breslow-Day test for the homogeneity of the odds ratios.

死亡のエンドポイントに関しては Mantel-Haenszel 検定を行っているが，これは無作為化の際に層別化しているためで

あり，統合したリスク差（リスク比，オッズ比でも同様）が2群で差がないという仮説を検定している。各層のリスク差を統合する方法である。詳しくは省略するが，層別化した場合の χ 二乗検定と考えてもらえればよい。Breslow–Day 検定は各層でのオッズ比が等しいという仮説を検定している[5]。サブグループ解析における交互作用や，メタ解析の際の異質性の検定などに用いられる。

> For secondary end points, categorical variables were similarly compared. Number of days alive and not receiving mechanical ventilation, vasopressor therapy, and renal replacement therapy and without organ system failure were computed within both 7 days and 28 days from ICU admission, and the numbers of days alive and not in the ICU or hospital were computed for the 28 days following ICU admission and compared between randomized groups using the nonparametric Wilcoxon rank sum test.

セカンダリアウトカムに関してはカテゴリー変数についてはプライマリアウトカムと同様に，連続変数は Wilcoxon の順位和検定を行っている。

　この研究の主な結果は，プライマリアウトカムである 28 日死亡割合は差がないものの（膠質液群 25.4% vs. 晶質液群 27.0%），セカンダリアウトカムである 90 日死亡割合では膠質液群で晶質液群よりも有意に低かった（30.7% vs. 34.2%，$p = 0.03$）。また，人工呼吸なしの生存日数は膠質液群で有意に長かった。

　本文ではこの後，回帰分析，生存時間分析などを行っている。

● 文献
1. Hulley SB ほか著，木原雅子，木原正博訳. 医学的研究のデザイ

ン：研究の質を高める疫学的アプローチ．第 4 版．東京：メディカル・サイエンス・インターナショナル，2014.
2. 康永秀生．必ずアクセプトされる医学英語論文完全攻略 50 の鉄則．東京：金原出版，2016.
3. Annane D, Siami S, Jaber S, et al. Effects of fluid resuscitation with colloids vs crystalloids on mortality in critically ill patients presenting with hypovolemic shock : the CRISTAL randomized trial. JAMA 2013 ; 310 : 1809-17.　　　　　PMID : 24108515
4. Sedgwick P. Explanatory trials versus pragmatic trials. BMJ 2014 ; 349 : g6694.　　　　　PMID : 25395503
5. 丹後俊郎．メタ・アナリシス入門：エビデンスの統合をめざす統計手法．東京：朝倉書店，2002.

3章 観察研究

第1部 研究デザインの基本

臨床研究にはさまざまな種類のものがあり，その分類方法も多種多様です。また，用いられる用語についても定義が曖昧なまま使われているのをよく見かけます。これらは，初学者にとって混乱をまねく原因ではないかと思います。

本章では臨床論文を読むうえで必要な，基本的な知識や用語を解説し，最も代表的な観察研究の型であるコホート研究と症例対照研究について実際の論文を例に挙げ，Methods を鑑賞していきます。

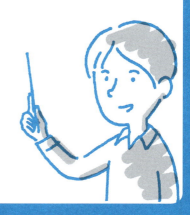

第1部 研究デザインの基本

▶臨床研究とは

臨床研究を型によって分類（**表1**）すると，まず大きく介入研究と観察研究に分けられる。患者が治療を受けるかどうか，特定の要因に曝露するかどうかなどに対して研究者が手を加える研究を介入研究といい，手を加えない研究を観察研究という。介入研究の代表が無作為化比較試験（RCT）である。

観察研究は，集団における要因やアウトカムを記述する記述的研究と，要因とアウトカムとの関連を検討する分析的研究に分類される。さらに分析的研究は，横断研究と縦断研究に大きく分類される。横断研究は，ある一時点に目的の集団からデータを収集し，因子間の関係を検討する。一方，縦断研究は対象者の集団（コホート）を設定し，ある期間にわたり，データの収集を続けながらその集団を追跡する。

表1 ● 研究の型による分類

観察研究
1. 記述的研究
2. 分析的研究
・横断研究
・縦断研究（コホート研究・症例対照研究）

介入研究
1. 並行群間比較試験
・無作為化比較試験
・非無作為化比較試験
2. その他
・前後比較試験

28

割合, 率, 比

分析的研究では要因とアウトカムとの関連を検討するが, アウトカムの測定にはいくつかの指標が存在する。それぞれ測定しているものが異なるので, その違いを理解しておくことは論文を読むうえでも, 論文の結果を自分の患者に適応するうえでも, 非常に重要である。

▶ 割合 proportion（図1）

割合は, 集団全体のなかで疾患や状態を有する人の割合であり, アウトカムとして有病割合 prevalence がしばしば用いられる。有病割合は, ある時点でリスクを有している人のうち, 実際に疾患や状態を有している人の割合であり, 一時点で測定を行う横断研究においても算出できる。分子が分母に含まれる。

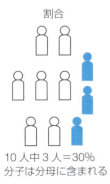
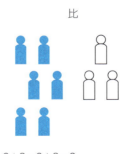

図1 ● 割合と比の違い

割合

10人中3人＝30%
分子は分母に含まれる

比

6：3＝6÷3＝2
分子は分母に含まれる必要なし

▶ 率 rate

率は，速度の概念を含む。アウトカムとして用いられる発生率 incidence rate は，単位時間当たりに疾患や状態を発症する人数である。分子は，観察期間中に疾患や状態を発症する人数であり，分母はリスクを有している個人の観察期間の合計となる。単位は人年 person-year で表されることが多い。時間経過を追う必要があるため，コホート研究でなければ算出できない。

▶ 比 ratio（図1）

比は2つのものの大きさを比較した数値である。分子は必ずしも分母に含まれない。例えば，男女比とは男性の数と女性の数の比を表す。症例対照研究では2群のオッズ比を算出する。

> **MEMO　率と割合のちがい**
>
> 論文中でもしばしば誤用されているのを見かけるが，proportion は割合を，rate は率を意味する[1]。例えば1000人中50人死亡した場合，これは proportion を意味しており，死亡割合は0.05（5％）である。一方，100人を1年追跡したところ5人死亡したような場合，これは rate を意味しており，死亡率は0.05（人/人年）となる。proportion は割合なので0と1の間の値をとる。一方，rate は追跡期間が短くなれば増加するので，正の値をとるが上限はない。

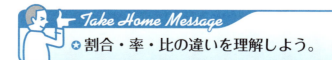

観察研究　**3**章

▶観察研究の型[2)]

代表的な観察研究は**表1**に示したとおりである。また，縦断研究（コホート研究，症例対照研究），横断研究の利点と欠点を**表2**に示す。

▶コホート研究 cohort study

コホートとは，一定期間追跡される研究対象集団を指す。コホート研究は，観察開始時点から時間を追ってアウトカムの発生を観察する。したがって，単位時間当たりのアウトカム発生率が計算できる。典型的なコホート研究では，まず，コホート内の各個人の年齢や性別，興味のある要因，その他の背景要因は観察開始時点で測定する。次いで観察開始後のア

表2● コホート研究，症例対照研究，横断研究の利点と欠点

	コホート研究	症例対照研究	横断研究
利点	・要因やイベントの発生順序がわかる ・発生率，リスク比，リスク差を計算できる	・まれなアウトカムの研究に向いている ・研究期間が短い	・研究期間が短い ・有病割合 prevalence を計算できる
欠点	・前向き研究では時間がかかる ・後向き研究では測定していない項目はわからない ・まれなアウトカムでは大規模なコホートが必要	・症例と対照を源集団からサンプリングするのは難しい ・リスク差が計算できない	・イベントや要因の発生順序は不明 ・発生率 incidence rate は計算できない

＊コホート内症例対照研究であればサンプリング方法によっては，リスク比が計算できる.

第1部 研究デザインの基本

ウトカムの発生を追跡し，要因とアウトカムとの関連を検討する。例えば，敗血症患者で急性腎傷害（AKI）が死亡割合と関係するかどうかを検討する場合，AKI を発症した集団と発症しなかった集団を定義し，2 つの集団で死亡割合を比較する。現在を起点として未来に向かってアウトカムの発生を追跡する場合，前向きコホート研究，過去のある時点を起点としてその後，アウトカムが発生したかどうかを追跡する場合，後向きコホート研究という（図2）。

▶ 症例対照研究 case-control study

症例対照研究においても，コホート研究同様，多くの場合アウトカムの発生率や割合を測定することを目的とする。症例対照研究は，コホート研究を行う場合の源集団 source population[*1] から，アウトカムが発生した患者を症例として同定，源集団のなかでアウトカムが発生しなかった患者を対照としてランダムに抽出する。それぞれを過去に遡って治療を受けたかどうかや危険因子をもっているかどうかなどを調べるこ

＊1 アウトカムが発生するリスクのある集団。母集団とほぼ同義だが，症例対照研究では源集団を用語として用いる。

📎MEMO マッチングに用いる因子の数は？

症例対照研究では年齢，性別，居住地といった程度の少ない因子（変数）で症例と対照のマッチングを行う。マッチングするために多くの変数を使ったほうが背景因子のバランスが取れるため，バイアスが減ると思うかもしれない。しかし実際には，マッチングはできるかぎり少ない変数で行うべきである。なぜなら，マッチングに使う変数と曝露との間に関連がある場合，マッチングに多くの変数を使えば使うほど，症例患者と対照患者の曝露割合が似通ってくる。したがって，実際に曝露とアウトカムの関係があったとしても，その関係が見えなくなってしまうリスクが高くなる。

観察研究 **3**章

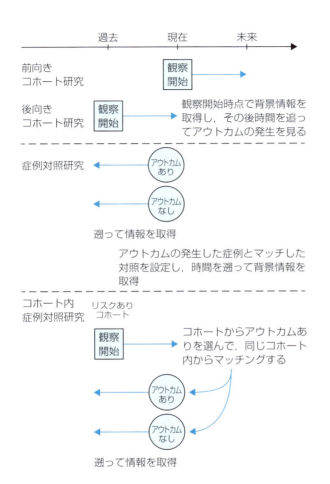

図2 ● コホート研究，症例対照研究の違い

とで，治療や危険因子とアウトカムとの関連を検討する（図2）。

　源集団のうち，実際にアウトカムが発生する患者が少ない場合，コホート研究ではより大きな集団から情報を集める必要がある。一方，症例対照研究では，標本抽出を行うことによって効率的に情報収集を行うことができる。古典的な症例

対照研究では，症例集団と対照集団の 2 つの集団を定義し，年齢・性別などでマッチングを行う。例えば，先天異常をもった児を出産した母親と先天異常のない児を出産した母親を集団として定義し，年齢・性別などでマッチングする。その後，妊娠中にサリドマイドの内服があったかどうかを調査する。

症例対照研究の亜型にコホート内症例対照研究 nested case-control study がある。リスクをもったコホートを設定し，アウトカムが発生した症例に対して同じ集団のなかで対照をマッチングする（図 2）。

症例対照研究では，源集団の人数はわからないため疾病の発生割合は推定できない。したがってリスク差は計算できない。

▶ 横断研究 cross-sectional study

横断研究は，ある時点において興味のある集団，あるいは集団を代表するサンプルを調査する。ある時点において，さまざまな要因やアウトカムを同時に測定し，要因とアウトカムの関連を検討する。また，ある時点における有病割合 prevalence を調査することができる。

一方，横断研究では時間経過を追っていないため，発生率はわからない。また，要因とアウトカムの因果関係も不明である。

Take Home Message

- どのような型の研究であっても利点と欠点が存在する。

MEMO 生態学的研究 ecologic study

個人に焦点を当てるのではなく，特定のグループに属していることに興味がある場合がある。特定の集団とは，同じ地域や国，同じ職場などに属する集団が挙げられる。特定の集団がある要因に曝露しているかどうかと，各集団におけるアウトカムの割合を検討する手法が生態学的研究である。例えば，国ごとのワインの消費量と心筋梗塞の発生の関係を調べるなどである。国ごとのワインの消費量と心筋梗塞の発生の関係は必ずしも個人レベルの関係を反映していない。また，交絡因子となる情報については，しばしば測定できない。したがって，生態学的研究から得られた結果はバイアスの結果であり得るが，さらなる研究への足がかりになる。

誤差の分類[2〜4]

臨床研究において，結果に影響を与える誤差には偶然誤差と系統誤差がある。そして，系統誤差は交絡とバイアスとに分類され，バイアスは選択バイアスと情報バイアスに分類される（図3）。誤差は要因とアウトカムの真の関係を歪めてしまう可能性があるため，非常に重要な問題となり得る。

図3 ● 誤差の分類

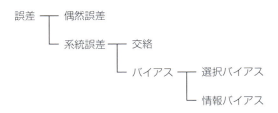

第1部 研究デザインの基本

▶偶然誤差

サイコロの1の目が出る確率は1/6であるが，6回サイコロ
を振って1の目が出る回数は0回のこともあるだろうし，3
回のこともあるだろう。しかし，600回サイコロを振った
場合，0回や300回になることはなく，だいたい100回前
後に落ち着くだろう。同様に臨床研究は，母集団の一部の集
団（サンプル）を対象に行われるため，例えば2つの治療法
を比較する際に，実際には効果に差がなかったとしても，少
ないサンプルで行った研究では偶然によってどちらかの治療
法が有効であるという結果となりやすい。サンプルサイズを
大きくすれば，偶然どちらかの治療法が有効となる可能性は
低くなる。

▶系統誤差

▶交絡

治療とアウトカムの関連を検討する場合，この関係にはいく
つかの要因が存在する（図4）。

◎交絡因子

要因Xがアウトカムのリスクであり，かつ治療選択に影響
しているとき要因Xを交絡因子という。例えば，人工呼吸
患者に対するストレス潰瘍予防が消化管出血を予防するかど
うかを検討する際に，抗凝固薬を内服している人に対しては，
より積極的にストレス潰瘍予防を行うだろうし，抗凝固薬の

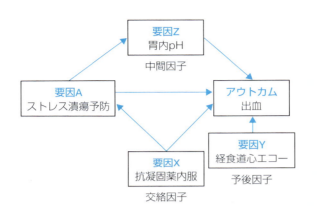

図4 ● 交絡因子，予後因子，中間因子

内服は消化管出血のリスクである。このような場合，抗凝固薬の内服は交絡因子である。

◎予後因子

要因Yが治療の選択とは無関係であるが，アウトカムのリスクである場合を予後因子という。例えば，経食道心エコーを行うことは消化管を機械的に傷つけることで出血のリスクであるが，通常は経食道心エコーを行うことを理由に，ストレス潰瘍予防を行うことはない。

◎中間因子

要因Zが治療の結果であり，かつアウトカムのリスクである場合，中間因子という。例えば，ストレス潰瘍予防によって胃内のpHが上昇し，それによってストレス潰瘍は減るだろうし，出血も減るだろう。このとき，胃内のpHは中間因子という。

▶ 選択バイアス

対象を選択する際に発生するバイアスであり，比較する群に

第1部 研究デザインの基本

よって集団の構成が異なることによって生じる。介入群と対照群，症例群と対照群，曝露群と非曝露群などを設定する際に，結果に影響を与えるような偏りが生じることで発生する。代表的な選択バイアスを以下に示す。

◎因果の逆転 reverse causality

言葉のとおり，原因と結果が逆になってしまっているバイアスである。例えば，喫煙したことがない，禁煙した，喫煙しているという3つの群を追跡すると，禁煙した群には肺癌になったために禁煙した人も含まれるため，禁煙した群のほうが死亡率が高い場合があり，一見すると禁煙すると死亡率が上昇するかのように見える。禁煙した群とそれ以外の群で集団の背景要因が異なる選択バイアスである。

◎志願者バイアス volunteer bias

研究に自発的に参加する志願者は，高等教育を受けている，社会的地位が高い，社交的である，健康であるなど，自発的に参加しない人と系統的に異なる集団であるため，選択バイアスが生じる。

◎脱落バイアス attrition bias（loss to follow-up bias）

脱落した研究対象者が，追跡を続けられた対象者と異なる場合に生じるバイアス。特に，脱落の理由が，その研究において重要な要因やアウトカムと関連している場合に問題となる。例えば日常生活動作（ADL）が悪い人ほど近くの病院にしか行けず，追跡できなくなるなどが挙げられる。

◎健康労働者効果 healthy worker effect（healthy entrant effect）

働くことのできる労働者は一般住民と比較して健康である。したがって，労働者を対象とした研究を行うと選択バイアスが生じ，一般住民への外的妥当性が低下する。

◎無イベント時間バイアス immortal time bias

無イベント時間とは，イベントが発生しない期間を指す。無イベント時間が長いほうが治療を受ける可能性が高い。したがって，治療を受けた患者と受けていない患者でアウトカムの発生割合が異なるという選択バイアスが生じる。

　例えば，心停止からの自己心拍再開患者に低体温療法を行い死亡割合を検討する研究において，自己心拍再開後早期に死亡した患者と死亡しなかった患者では，死亡しなかった患者では低体温療法を受けやすい。したがって，低体温療法を受けた群の死亡割合が低くなるというバイアスが生じる。

◎罹患期間バイアス length bias

成長の遅い癌は年に1回の健康診断で発見される可能性が高いが，成長の早い癌は健康診断を受ける前に症状が出現し外来を受診して発見される可能性が高い。一般に成長の遅い癌は予後がよいため，健康診断で癌が発見された群の予後のよさが健康診断の効果なのか癌の成長速度の違いによるものかわからない。これは，健康診断と外来で発見された癌患者は異なる集団であるという選択バイアスである。

▶ 情報バイアス

研究対象者の要因やアウトカムに関する情報が誤って収集されてしまう場合に生じる。このような場合，要因やアウトカムが本来と異なる群へ誤分類される。情報バイアスを以下に示す。

◎想起バイアス recall bias

例えば，先天性心疾患患者の危険因子を検討する研究をする際に，先天性心疾患をもった児を出産した母親は，そうでない母親よりも妊娠中の内服薬や体調などを正確に思い出すこ

とができると考えられる。先天性心疾患の原因をより真剣に考えるからである。

◎応答バイアス response bias

例えば、喫煙についての質問に対して、タバコは健康に悪影響がある、ということを知っているために喫煙していないと回答してしまう回答者がいる。その結果、過小報告となる。

◎観察者バイアス observer bias

研究仮説がわかっている場合に、アウトカムをより慎重に診断しようとしてしまう場合に生じる。例えば、喫煙と癌の関係を検討する研究において、喫煙者にはより詳しく癌の検査をしてしまうことで生じる。

◎サーベイランスバイアス surveillance bias

例えば、ある薬物と症状の関係が社会的に話題になると、医師は薬物を使用している患者を使用していない患者と比べて詳細に観察する。その結果、あとになってカルテをレビューした場合、あたかも薬物と症状との間に関連があるかのように見える。

Take Home Message

- 誤差によって真の効果が歪められてしまう可能性がある。

▶Pick up Methods ①コホート研究

本章はコホート研究として BMJ 誌に掲載された The association between kidney function and major bleeding in older adults with atrial fibrillation starting warfarin treatment : population based observational study[5)]の Methods を，症例対照研究として BMJ 誌に掲載された Anticholinergic drugs and risk of dementia : case-control study[6)]の Methods を鑑賞する。

> *The association between kidney function and major bleeding in older adults with atrial fibrillation starting warfarin treatment : population based observational study*
> *PMID : 25647223*

この論文の PICO は

P：心房細動でワルファリンを始めた高齢患者
E & C：腎機能
O：出血

であり，結果は腎機能が低い患者では重大な出血の発生率が高かった。

▶ Identification of Study Cohort

> *Warfarin use and history of atrial fibrillation*—We carried out a retrospective cohort study using laboratory and administrative data from Alberta, Canada.（略）… the study population included Alberta residents aged 66 years or more who had a recorded history of atrial fibrillation, and started warfarin between 1 May 2003 and 31 March 2010.（略）

カナダのアルバータ州の検査データと診療報酬請求データとを組み合わせた後向きコホート研究であることを最初に明記してある。66 歳以上の心房細動があり，2003 年 5 月 1 日〜 2010 年 3 月 31 日の期間中にワルファリンの処方がされている住民を対象としている。また，66 歳の誕生日以降，最初にワルファリン投与を開始した日，かつ前 1 年間ワル

第1部 研究デザインの基本

ファリンの処方がない場合を，ワルファリン開始日としている。

> *Assessment of kidney function*—Eligible participants were those with one or more outpatient serum creatinine measurements within the one year before, or 90 days after, the index date.（略）As we were interested in risk among the non-dialysis population we excluded participants with end stage renal disease, defined as having received chronic dialysis or renal transplantation at baseline.

研究対象者（コホート）はワルファリン開始日の前1年または後90日以内に血清クレアチニン値を測定している住民とし，原文は省略しているが，クレアチニン値からeGFRを算出，カテゴリー化している。また，透析患者は除外している。

▶ Covariates

> We obtained information on personal characteristics and co-morbid conditions from the administrative data files of the provincial health ministry.（略）

ここでは，著者が調整すべきと考える交絡因子を列挙している。詳細は原著論文に譲るが，腎機能とアウトカムの両方に影響を与える重要な因子（＝交絡因子）が抜けていないか，注意深く読む必要がある。ただ，この判断には臨床医としての知識と経験が必要なのは言うまでもない。

　背景要因と基礎疾患は，診療報酬請求データを利用して抽出している。

観察研究 **3**章

▶ Outcomes

The outcome of interest was the first admission to hospital or visit to an emergency department for major bleeding, defined as an intracranial, upper or lower gastrointestinal, or other bleeding, …（略）Participants were followed from their index date until the date of the major bleeding episode, end of warfarin treatment, death, out migration from the province, or study end（31 March 2011）.（略）

プライマリアウトカムは，重大な出血による入院または救急外来受診である。重大な出血は頭蓋内出血，上下部消化管出血，その他の出血である。研究対象者はワルファリン開始日から重大な出血イベント，ワルファリン治療終了，死亡，州外への移住，研究終了日のいずれかまで追跡されている。

▶ Statistical Analysis

（略）Based on a prespecified analysis plan, we estimated the unadjusted and adjusted rates of major bleeding in the first 30 days of warfarin treatment, as well as the period after the first 30 days.（略）Rates, expressed per 100 person years, were adjusted for …（略）To assess the relative risk of major bleeding by eGFR category compared with the reference（eGFR > 90 mL/min/1.73 m^2）we determined incidence rate ratios and their 95% confidence intervals.（略）

この研究では eGFR カテゴリーごとの出血イベントの発生率を求めている。ワルファリン治療開始 30 日以内，および 30 日以降の重大な出血発生率を推定している。

　100 人年ごとのイベント発生率は"Covariates"のパラグラフで列挙した交絡因子で調整しており，リファレンス（eGFR > 90 mL/min/1.73 m^2）と比較した eGFR カテゴリ

43

第1部 研究デザインの基本

一ごとのイベント発生率比と 95% 信頼区間を算出している。

結果は 30 日以内の重大な出血の発生率は腎機能が最も悪いグループで腎機能正常の患者と比較して 10 倍，30 日以降でも 2 倍以上であった。

▶Pick up Methods ②症例対照研究

続いて，Anticholinergic drugs and risk of dementia : case-control study[6]の Methods を鑑賞する。

> *Richardson K, Fox C, Maidment I, et al. Anticholinergic drugs and risk of dementia : case-control study. BMJ 2018 ; 360 : k1315.*　　　　　　　　　*PMID : 29695481*

この論文の PICO は

> **P**：65 〜 99 歳の認知症患者とその対照群
> **I**：抗コリン作用をもつ薬物の投与
> **C**：抗コリン作用をもつ薬物の投与なし
> **O**：認知症の発症

であり，一部の抗コリン作用をもつ薬物の投与はその後の認知症発症と関連があった。

▶ Study Design

> We performed a nested case-control study using data from the Clinical Practice Research Datalink（CPRD），…（略）

*3 Clinical Practice Research Datalink <https://www.cprd.com/>（Accessed, Apr. 20, 2019）

この研究は英国におけるプライマリケアのデータベースである CPRD*3 を使用したコホート内症例対照研究である。

44

観察研究 **3** 章

CPRD は general practitioner の診療報酬請求データをもとに研究に必要な情報を突合したデータベースである。詳細は原著論文を読んでいただきたいが，CPRD の簡単な説明が続く。CPRD の情報には背景要因，生活様式，診断，症候，セカンダリケアへ紹介したあとの情報，セカンダリケアでの治療の開始や継続といった情報が含まれる。CPRD では，研究利用のためにデータの質が一定の水準を満たしていることを要求される。一定の水準を満たした期間を Up to Standard（UTS）として認定している。UTS 以外の期間もデータには含まれているが，本研究では UTS 認定期間に限定して利用している。

▶ Selection of Cases and Controls

Patients aged 65-99 with a recorded diagnosis of dementia made between April 2006 and July 2015 were eligible to be selected as cases.（略）
Using the diagnosis of dementia date as the index date, each case was matched to a maximum of seven controls not having been diagnosed with dementia before the index date. Cases and controls were matched on sex, year of birth（within three years）, years of UTS data history, and area level deprivation measured by the index of multiple deprivation quintile of each practice based on its postcode. We used incidence density sampling to select controls, hence cases were eligible to be selected as controls for other cases with earlier index dates.（略）

症例対照研究で最も重要な症例患者，対照患者の選び方が記載されている。本研究における症例患者は 2006 年 4 月〜2015 年 7 月の期間中に 65 〜 99 歳で認知症の診断をされた患者である。対照患者は，認知症の診断日を基準日として，各症例患者に対して基準日以前に認知症の診断がついていな

45

第1部 研究デザインの基本

い患者を最大7例マッチした。マッチングは，性別，生年（前後3年），UTS 認定期間，郵便番号をもとにした地域の貧困レベルによって行った。対照患者の選択に incidence density sampling[*4] を行っているため，症例患者は，他の症例患者の対照患者として選択される可能性がある。

> [*4] 症例にマッチングする対照を選択する方法の1つ。症例が発生した時間に源集団からイベントを発症していない対照を選ぶ。対照患者は，その後イベントが発生してもよい。この方法で行った症例対照研究ではリスク差，リスク比が計算できる。

▶ Anticholinergic Drugs Exposure

A drug exposure periods (DEP) was defined for each case-control group, starting at least one year after the UTS date and ending four years before the index date. The start and end dates of the DEP were identical within sets of cases and controls. (略)

In this study, all drugs prescribed to each patient during the DEP were classified according to the 2012 update of the Anticholinergic Cognitive Burden (ACB) scale. (略)

薬物曝露期間は各マッチングを行った症例と対照の群ごとに定義しており，症例患者と対照患者で同じ期間となるように定義している。具体的には UTS の認定をされてから1年後～認知症診断日の4年前を薬物曝露期間としている。この研究では薬物の抗コリン活性を ACB スケールという分類方法で分類している。

▶ Covariates

(略) In summary, we included diagnoses of cardiovascular disease, other dementia risk factors and correlates, other indications for anticholinergics, other drug use, sociodemographic variables, and records of health related lifestyle information where available.

Exposures could occur at any time during an individual's DEP and so, as with many case-control studies, it is not clear at what point we should determine the presence or ab-

観察研究 **3** 章

> sence of confounding factors. Our primary analysis measured confounders recorded up to the end of the DEP to best capture the indications of the drugs.（略）

心血管疾患，その他の認知症の危険因子，抗コリン薬の適応疾患，薬物使用，社会的背景要因，健康関連の生活様式を交絡因子として抽出している。

　症例対照研究では，しばしば交絡因子がどの時点で存在したのかがはっきりしないことがあるため，この研究では薬物曝露期間の終わりまでに記録された交絡因子を利用した。

▶ Statistical Analysis

> Patterns of exposures and covariates were described for case and control groups separately.（略）We used multiple conditional logistic regression to estimate the independent association between classes of anticholinergic prescriptions and a diagnosis of dementia, adjusting for all other anticholinergic classes and covariates described previously. Adjusted odds ratios are reported with 95% confidence intervals, however, $p < 0.01$ was prespecified as a threshold for statistical significance owing to the large number of subgroups being examined.（略）

背景要因は，症例患者と対照患者で別々に集計した。マッチングを行っているため，条件付きロジスティック回帰モデルを利用して抗コリン薬と認知症の関連を検討している。さまざまなサブグループ解析を行っているため $p < 0.01$ を統計学的有意であるとしている。

　結果は，抗コリン薬の ACB スコア 0 と比較して ACB スコア 1 ～ 3 は有意に認知症と関連しており，ACB スコア 2，3 では用量が増えるとリスクが上昇するという，用量反応関係が認められた。

47

第1部 研究デザインの基本

●文献

1. Rothman KJ 著，矢野栄二，橋本英樹，大脇和浩訳．ロスマンの疫学：科学的思考への誘い．第2版．東京：篠原出版新社，2013.

2. Rothman KJ, Lash TL, Greenland S. Modern Epidemiology. 3rd ed. Philadelphia : Wolters Kluwer Health/Lippincott Williams & Wilkins, 2008

3. 康永秀生．できる！臨床研究最短攻略50の鉄則．東京：金原出版，2017.

4. Sedgwick P. Bias in observational study designs : prospective cohort studies. BMJ 2014 ; 349 : g7731.　　　　　PMID : 25527114

5. Jun M, James MT, Manns BJ, et al. The association between kidney function and major bleeding in older adults with atrial fibrillation starting warfarin treatment : population based observational study. BMJ 2015 ; 350 : h246.　　　　　PMID : 25647223

6. Richardson K, Fox C, Maidment I, et al. Anticholinergic drugs and risk of dementia : case-control study. BMJ 2018 ; 360 : k1315.
　　　　　PMID : 29695481

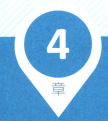

4章 回帰分析

第2部 統計解析の基本

回帰分析という言葉を聞いたことがある人は多いでしょう。多くの臨床論文で利用されている分析手法です。しかし，実際に何をしているのかを理解している人は少ないのではないでしょうか。

臨床論文で用いられる分析手法は，多くは回帰分析です。また，発展的な手法もほとんどの場合，回帰分析を応用したものになります。つまり，回帰分析を理解すれば大部分の臨床論文の分析手法を網羅できるのです。

本章では，回帰分析のうち重回帰分析，ロジスティック回帰解析について解説し，次いで回帰分析を利用した論文を引用し，Methods 部分を中心に鑑賞していきたいと思います。

本章では少しだけ数式が出てきますが，いずれも中学〜高校レベルなので安心してください。

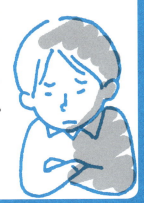

第2部 統計解析の基本

▶回帰分析とは

回帰分析とは，アウトカム（死亡やコストなど。目的変数や従属変数とも言われる）とさまざまな情報（背景要因や重症度など。説明変数や独立変数とも言われる）から，これらの関係を定量的に表すことを目的とした分析手法である[1]。回帰分析にはいくつかの種類があるが，本章では臨床論文でよく用いられる重回帰分析とロジスティック回帰分析を取り上げる。

　アウトカムが医療費などの連続変数の場合は重回帰分析，死亡の有無などの二値変数の場合はロジスティック回帰分析を用いるのが一般的である。Cox回帰を含む生存時間分析は，6章で解説する。

▶回帰分析の目的

回帰分析を行う目的は大きく3つに分類される。

◎アウトカムを予測する

　例えば，アウトカムが死亡であれば死亡する確率を，医療費であればどの程度かかるかを，与えられた要因から予測する。

◎特定の要因とアウトカムの関係を検討する

　例えば，ある治療法がアウトカムに与える影響を知りたい場合，アウトカムに影響を与える複数の要因（例えば，年齢や重症度など）を調整したうえで，影響を検討する。

◎複数の要因とアウトカムの関係を検討する

　例えば，あるアウトカムが起こる危険因子を知りたい場合に，さまざまな情報のうち，それぞれの要因がどの程度ア

回帰分析 **4章**

ウトカムの発生に影響しているかを検討する。

> **Take Home Message**
> ○ 回帰分析はアウトカムの予測，特定の要因とアウトカムの関係，複数の要因とアウトカムの関係などを調べる際に利用される。

回帰式の基本

あなたは今日入室してきたICU患者の担当になった。この患者はICUにどれくらい滞在するだろうか。表1は，今までにICUに入室した患者10例のデータである。今あなたが知りたいことが，今日入室した患者のICU滞在日数であるとする。今まで入室した10例の平均ICU滞在日数は3.2

表1 ● ICUに入室した患者10例のデータ

患者ID	年齢	性別	併存疾患の数	新薬	ICU滞在日数	院内死亡
1	81	女	5	なし	7	死亡
2	96	女	4	あり	8	生存
3	55	女	3	あり	1	生存
4	48	男	3	あり	2	死亡
5	60	男	3	なし	1	生存
6	62	男	5	なし	3	死亡
7	69	男	3	あり	3	生存
8	55	女	1	あり	1	生存
9	76	男	5	あり	2	生存
10	72	男	3	なし	4	死亡

日であるから，おそらく3.2日のあたりになるだろう，と予想できる。しかし，**表1**を見ると，もう少し詳細な情報が利用可能である。

例えば新薬投与の有無で見ると，新薬を投与された患者では平均滞在日数が2.8日であるのに対して，投与されなかった患者の平均滞在日数は3.8日と，投与された患者に比べ約1日長い。つまり，

$$ICU 滞在日数 = 3.8 - 1.0 \times 新薬の有無$$

（新薬を投与されていれば1, 投与されていなければ0を代入する）

という関係になり，"3.2日程度"と予想するよりは精度が上がりそうである。このようにアウトカムと要因との関係を表した式を回帰式という。

今度は年齢で考えてみよう。高齢のほうがICU滞在日数はより長くなりそうである。同じように年齢とICU滞在日数との関係は

$$ICU 滞在日数 = -6.8 + 0.15 \times 年齢$$

という回帰式で表される。**図1**には各患者のプロットに加え

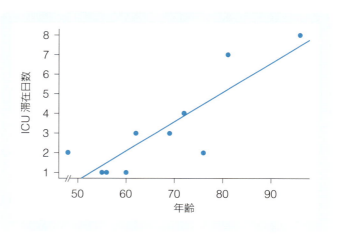

図1 ● ICUに入室した患者10人の年齢と滞在日数，および回帰直線

て，回帰式で表される回帰直線を重ねて示した。この直線の傾き（回帰式における年齢の係数[*1]）が0に近ければ（95%信頼区間に0を含むならば），年齢とICU滞在日数に関連がないと考えることになる。

> [*1] 数学的な背景は省略するが，回帰係数の推定には，最小二乗法や最尤法といった手法を用いる。

▶ 重回帰分析[2, 3)]

これらの例では，1つの変数とアウトカムの関係を定量的に表したが，複数の要因とアウトカムとの関係も同じように定量的に表すことができる。

　ICU滞在日数は連続変数であるので，重回帰分析が適している。表1の情報からICU滞在日数と複数の要因との関連を表す回帰式は

$$\text{ICU 滞在日数} = -7.1 + 0.13 \times \text{年齢} + 1.1 \times \text{性別} + 0.16$$
$$\times \text{併存疾患の数} - 0.8 \times \text{新薬の有無}$$

（性別は男性なら1，女性なら2を，新薬は投与されていなければ0，投与されていれば1を代入）

のようになる。今日入室してきた患者がどの程度ICUに滞在するかは，年齢，性別，併存疾患の数，新薬の有無を上記の式に代入することで予測できる。

　また，各係数はそれぞれの因子が1単位上昇したときにアウトカムがどれだけ変化するかを意味する。つまり，年齢が1歳上がるごとに，ICU滞在日数は0.13日増加する。また，新薬がICU滞在日数を減少させるかどうかに興味があるならば，新薬の係数が−0.8であるから，新薬を投与するとICU滞在日数は0.8日短縮すると解釈することになる。

▶ ロジスティック回帰分析[4, 5)]

ロジスティック回帰分析では，オッズの対数とさまざまな要

因との関係を定量化する。重回帰分析の例ではICU滞在日数をアウトカムとして回帰式を求めたが，例えば死亡をアウトカムとしたロジスティック回帰分析の回帰式ではICU滞在日数の代わりにLog_e（死亡のオッズ）になる。オッズとは，あるイベントが起きる確率を起きない確率で除したものであり，例えば死亡確率が20%であれば，死亡のオッズは0.2÷0.8＝0.25となる。

表1の情報から院内死亡をアウトカムとした回帰式は

$$Log_e（死亡のオッズ）=3.1-0.03×年齢-1.4×性別$$
$$+0.4×併存疾患の数-1.4×新薬の有無$$

となる。ロジスティック回帰分析では，各係数はそれぞれの因子が1単位上昇したときに死亡のオッズの対数がどれだけ変化するかを意味する。各変数のオッズ比をみたい場合には対数変換したものを戻す必要がある。死亡に対する新薬のオッズ比は$e^{-1.4}＝0.25$となる。

> ## Take Home Message
> ✪ 重回帰分析では，要因によるアウトカムの変化が，ロジスティック回帰分析ではアウトカムに対する要因のオッズ比が表される。

▶ 回帰分析の限界

回帰分析の妥当性は，モデルに投入する要因に影響を受ける。重回帰分析であれば全体の例数の1/20以上，ロジスティック回帰分析ではアウトカムの発生数に対して1/10以上の要因を入れてしまうと結果の信頼性が下がる[6]とさ

れている。また，2 つの要因が同じ情報を表しているような場合（多重共線性）は，やはり結果の信頼性が下がるため，より臨床的に重要であると考えられるものを選択する。例えば，敗血症患者における乳酸値と base excess などは，どちらか一方のみをモデルに投入すべきであろう。

▶ 回帰分析でおかれている仮定

◎ 投入する要因のアウトカムに対する効果は一定

回帰モデルに投入する要因，特に年齢などの連続変数の場合にどの年齢層でもアウトカムに対して同じ程度の効果があることを仮定している。つまり，40 歳であっても 80 歳であっても，1 歳年齢が上がったときのアウトカムの変化が等しいと仮定している。もしこれを満たさないと考えられるなら，年齢はカテゴリー化などをすべきである。

◎ 投入する要因はすべて互いに影響しない

回帰モデルに投入する要因は，すべて互いに影響がないという仮定がおかれている。例えば，年齢と重症度を，死亡をアウトカムとした回帰分析に投入している場合，重症度が死亡に与える影響は，若年者であっても高齢者であっても同じであると仮定していることになる。若年者と高齢者で重症度が死亡に与える影響が異なると考えられる場合は，年齢と重症度の交互作用項（回帰式では年齢×重症度という変数）をモデルに入れる必要がある。

▶ Pick up Methods

Critical Care Medicine 誌に掲載された "Association of

hyperchloremia with hospital mortality in critically ill septic patients"[7]の Methods を鑑賞する。

Neyra JA, Canepa-Escaro F, Li X, et al. Association of hyperchloremia with hospital mortality in critically ill septic patients. Crit Care Med 2015 ; 43 : 1938-44.

PMID : 26154934

この研究の PECO は

P：ICU 入室時に高クロール血症を呈する重症敗血症/敗血症性ショック
E & C：ICU 入室後 72 時間時点のクロール濃度
O：院内死亡

であり，ICU 入室 72 時間後の高クロール血症は院内死亡の独立した危険因子であった。

▶ Study Design and Participants

We conducted a single-center observational retrospective cohort study using a population-based ICU database of patients with severe sepsis or septic shock admitted to an urban tertiary care hospital from May 2007 through April 2012.（略）

基本に忠実に冒頭で研究デザインの記載がある。本研究は単施設の後向きコホート研究である。2007 年 5 月〜2012 年 4 月に重症敗血症/敗血症性ショックで ICU に入室した患者を対象としている。本文は省略するが，本研究の除外基準は，ベースラインの推算糸球体濾過量（eGFR）15 mL/min/1.73 m^2 以下，維持透析を受けている，ICU 入室から 72 時間の輸液バランスのデータが欠損している患者である。

回帰分析 **4 章**

▶ Study Variables

> The delta chloride (ΔCl) was defined as the difference between Cl_{72} and Cl_0.（略）

この研究の目的は血清クロール濃度と死亡の関連を調べることであり，ICU 入室時（Cl_0），ICU 入室 72 時間後（Cl_{72}），および 72 時間の変化（ΔCl）の 3 つの血清クロール濃度に注目している。本文ではその他の交絡因子として，ICU 入室日の APACHE II [*2]，SOFA，72 時間の累積水分バランス，base deficit，72 時間以内の急性腎傷害（AKI）発症，併存疾患，投与薬物，赤血球輸血，人工呼吸が列挙されている。

*2 ＡＰＡＣＨＥ II：Acute Physiologic And Chronic Health Evaluation。ICU 患者の院内死亡を予測するために開発されたスコアリングシステム。

▶ Statistical Analysis

> （略）The comparisons between groups for categorical variables were made using the chi-square test. For normally distributed continuous variables, a two-sided t test was used. The Wilcoxon signed rank test was used for nonparametric data.

2 群間の比較は 2 章で述べたとおりである。カテゴリー変数は χ 二乗検定によって，連続変数は正規分布するものは t 検定，しないものは Wilcoxon の順位和検定を行っている。

> （略）The associations between hospital mortality and the independent variables of interest（Cl_0, Cl_{72}, and ΔCl）were further examined in all patients and separately in both subgroups（hyperchloremia vs. no hyperchloremia at the time of ICU admission）in multivariate logistic regression models that adjusted for confounders known to be associated with hospital mortality.（略）

ロジスティック回帰分析を利用して院内死亡と3つのクロール濃度との関係を検討している。多変量ロジスティック回帰分析を行い，院内死亡と関連することが知られている交絡因子を調整したうえで，クロール濃度と院内死亡の関係を検討している。加えてICU入室時のクロール濃度との交互作用（クロール濃度によってサブグループに分けてアウトカムとの関係が異なるかどうかを調べている）を検討している。

院内死亡に対するICU入室72時間時点でのクロール濃度が5 mEq/L上昇するごとのオッズ比は1.27（95%信頼区間1.02〜1.59）であり，ICU入室72時間時点でのクロール濃度は有意に死亡と関連したという結果であった。

●**文献**

1. Vittinghoff E, Glidden DV, Shiboski SC, et al. Regression Methods in Biostatistics：Linear, Logistic, Survival, and Repeated Measures Models. 2nd ed. New York：Springer, 2012.

2. Sedgwick P. Simple linear regression. BMJ 2013；346：f2340.

3. Sedgwick P. Multiple regression. BMJ 2013；346：f2340.

4. Sedgwick P. Logistic regression. BMJ 2013；347：f4488.

5. Tolles J, Meurer WJ. Logistic regression：relating patient characteristics to outcomes. JAMA 2016；316：533-4.　PMID：27483067

6. Katz MH 著，木原雅子，木原正博訳．医学的研究のための多変量解析：一般回帰モデルからマルチレベル解析まで．東京：メディカル・サイエンス・インターナショナル，2008.

7. Neyra JA, Canepa-Escaro F, Li X, et al. Association of hyperchloremia with hospital mortality in critically ill septic patients. Crit Care Med 2015；43：1938-44.　PMID：26154934

●**参考図書**

• Glantz SA. Primer of Biostatistics. 7th ed. New York：McGrawHill, 2012.

5章 生存時間分析

第2部 統計解析の基本

　生存時間分析はイベントが起きるまでの時間に焦点をあてた分析手法であり，臨床研究では非常によく利用されています。別名 time-to-event analysis といい，アウトカムが必ずしも死亡でなくとも構いません。例えば，心血管疾患発症までの期間，悪性腫瘍治療後の再発または死亡までの期間などは生存時間分析のよい例になります。また，入院から自宅退院までの期間のように positive なイベントをアウトカムとする場合もあります。

　本章ではまず，生存時間分析の基礎知識を解説し，続いて生存時間分析を行っている論文の例として New England Journal of Medicine（NEJM）誌に掲載された"Initiation strategies for renal-replacement therapy in the intensive care unit"を取り上げます。

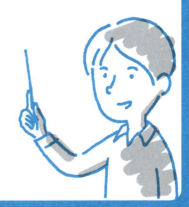

▶生存時間分析で用いられる用語

▶打ち切り

例えば，退院後の死亡をアウトカムとした研究では，何らかの理由で退院後に連絡が取れなくなる場合など，追跡が途切れてしまう場合がある。また，観察期間中アウトカムが発生しなかった（死亡しなかった）場合は，観察開始からアウトカム発生までの時間はわからない。これらの患者は，アウトカム発生までの時間は不明であるものの，ある期間はアウトカムが発生しなかった（生存していた）ことになる。このような，アウトカムが発生せずに観察が終了してしまう状況を打ち切り censor が生じるという（図1）。通常の生存時間分析では，打ち切りされた患者も観察されている患者と同じようにアウトカムが発生している（情報のない打ち切り）という仮定をおいている。

▶ハザード

ハザードとは，時間 t までイベントが発生していない患者が

図1●打ち切り

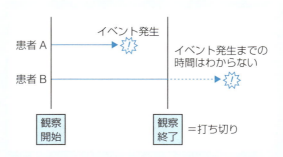

> **MEMO 情報のない打ち切り**
>
> 打ち切りには，情報のない打ち切り non-informative censor（対象とする
> アウトカムとは無関係にランダムに起きている打ち切り，例えば，あらかじめ
> 決められた日付での観察終了）と情報のある打ち切り informative censor
> （対象とするアウトカムの発生と関連のある打ち切り。例えば，外来フォロー
> 中の死亡による追跡不能。死亡自体が打ち切りの原因になっている）がある。

その次の期間 Δt にイベントを発生する確率であり，イベントが発生する"速度"といえる。後述するが，Cox 回帰分析では，このハザードの比とさまざまな要因との関係についての回帰式を解くことで，ハザード比が推定できる。

▶生存時間分析とは[1,2]

観察開始から目的のイベント発生までの時間を解析対象とする分析手法である。イベント発生までの時間を解析対象としているので，すべての患者でイベントが発生していれば正確に測定可能だが，しばしば打ち切りによって正確な時間が不明な患者が発生する。これらの患者を除外すると，ある時点まではイベントが発生しておらず，イベントの発生はその時点以降であるという情報を無視してしまうことになるため，結果にバイアスが生じる。生存時間分析では，打ち切り患者とイベントが観察期間中に発生した患者は同様にアウトカムが発生すると仮定することで，打ち切りを考慮した分析を行う。

Take Home Message
- 生存時間分析ではイベント発生までの時間が解析の対象である。

生存時間分析の目的[3]

生存時間分析を行う主な目的は3つある。

①時間とともにどのようにイベントが発生するのかを推定する

例えば，図2の介入群と対照群の生存曲線を見てみると，最終的には同程度のイベントが発生している。しかし，時間の経過によるイベントの発生速度に違いがあることがわかる。介入群の生存曲線は，最初はなだらかだが，ある時点を境に急激にイベントが発生する。一方対照群では，早期に多くのイベントが発生し，その後，イベント発生速度なだらかにな

図2 ● 介入群と対照群の生存曲線

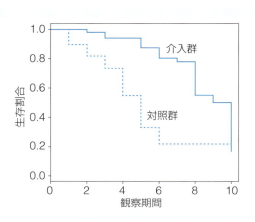

生存時間分析　5 章

る。このようにイベントの発生割合だけでなく，イベントが
発生する速度を推定することが可能である。

▶ ②生存曲線を比較する

複数の集団について同じようにイベントが発生しているのか
を，生存曲線を比較することによって検討することができる。
ほとんどの場合 log-rank 検定によって複数の生存曲線が等
しいかどうかを検定している。この log-rank 検定は χ 二乗
検定を拡張したものである。

▶ ③生存時間に影響を与える要因を検討する

アウトカムに与える要因を検討することが回帰分析の目的の
1 つであるが，生存時間分析でも同様にイベントの発生速度
に影響を与える要因を検討することができる。

▶ Kaplan-Meier 法による生存曲線とその比較[2〜4]

生存時間分析を行った研究では，先程の例にも挙げた図2の
ような Kaplan-Meier 法による生存曲線が記載されている。
生存割合は観察開始時点では 1 であるが，アウトカムが発
生するたびに階段状に減少していく。すべての患者で生存時
間が測定されていればよいが，臨床研究ではそのようなこと
はまれである。Kaplan-Meier 法では，ある時点で打ち切り
が生じた患者を，その後も観察されていれば打ち切られずに
観察された患者と同じ速度でアウトカムが発生したはずだと
して計算していく。Kaplan-Meier 法では交絡因子を調整し
ていない生存曲線が得られる。

63

Take Home Message
● Kaplan-Meier法では，未調整の生存曲線が描かれる。

Cox比例ハザードモデルを用いた回帰分析[3]

ハザード比とは，文字通りハザードの比を表す。ハザード比1.2のとき，アウトカム発生速度が1.2倍であることを意味する。Cox比例ハザードモデルによる回帰分析では，重回帰分析やロジスティック回帰分析と同様に，ハザード関数と患者の背景要因や重症度などの交絡因子との関係を回帰式で表すことができる。この回帰式を解くことで複数の要因のハザード比が算出される。つまり，Cox比例ハザードモデルによる回帰分析でも，重回帰分析やロジスティック回帰分析と同様に多変量で調整した治療法の効果や危険因子の検討などを検討することができる[*1]。

*1 モデルの詳細を知りたい方，より深く生存時間分析を勉強したい方は文献4を参照していただきたい。

▶ Cox比例ハザードモデルでおかれている仮定

Cox比例ハザードモデルでは以下の2つの仮定がおかれている。

①患者の打ち切りはアウトカムと関連していない

情報のない打ち切りであるかどうかは，データから検証できない。打ち切りはアウトカムと関連していないと仮定している。つまり，生存時間分析においてはイベント発生まで追跡された患者も，途中で打ち切りとなった患者も等しくアウトカムが発生するという仮定をおいている。例えば，死亡をアウトカムとした研究で，退院する患者の（退院した患者を打

ち切りとして取り扱う場合）死亡リスクがより高い場合に，得られた死亡に対するハザード比はバイアスされたものとなる。

②ハザード比は観察期間を通じて一定

例えば，観察期間の早期ではハザード比が大きいが，時間とともに小さくなっていくような場合には正しいハザード比が推定されない。比例ハザード性（ハザード比が一定であること）はデータから検証可能であり，確認方法がいくつかある。グラフに表して視覚的に確認する方法（二重対数プロット）（図3）や時間と交絡因子の効果の交互作用（時間とともに効果が変化するかどうか）を検討する方法などがよく用いられている。

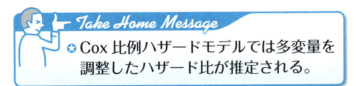

Take Home Message
- Cox比例ハザードモデルでは多変量を調整したハザード比が推定される。

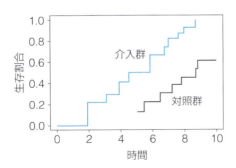

図3 ● 比例ハザード性の確認（二重対数プロット）
比例ハザード性を満たしている場合，2本の二重対数プロットが平行となる。

第2部 統計解析の基本

▶競合リスク分析[3,5]

あるイベントが起こるともう一方のイベントが観察できないようなものを競合リスクという。例えば，心血管イベントによって死亡してしまうと癌による死亡は起きない。また，逆も同様である。このような場合，生存時間分析のなかでも，特に競合リスク分析という方法を用いることがある。

心血管イベントによる死亡をアウトカムとして5年間追跡するような生存時間分析を行う場合を考えてみよう。通常の生存時間分析においては，心血管イベントによって死亡しなかった患者は追跡終了時点で打ち切りとなる。癌などの他の理由による死亡した患者も打ち切りとして扱い，Kaplan-Meier法による生存時間の推定を行うと，決して心血管イベントによる死亡は起きないにもかかわらず，これらの患者をその後，イベントが発生するものとして取り扱ってしまう。したがって，長期に追跡すれば心血管イベントによる死亡とその他の死亡の割合の合計は1を超えてしまう。

競合リスク分析では，Kaplan-Meier法の代わりにCumulative incidence functionを，Cox比例ハザードモデルの代わりにCause-specific proportional hazards modelやSubdistribution hazard modelを用いて競合リスクを考慮に入れた解析を行う。情報のある打ち切りに対しても対応可能である。

生存時間分析 **5章**

▶Pick up Methods

New England Journal of Medicine 誌に掲載された，オープンラベルの多施設無作為化比較試験（RCT）である "Initiation strategies for renal-replacement therapy in the intensive care unit"[6) の "Methods" を鑑賞する。

> *Gaudry S, Hajage D, Schortgen F, et al. Initiation strategies for renal-replacement therapy in the intensive care unit. N Engl J Med 2016 ; 375 : 122-33.*
>
> *PMID : 27181456*

この研究の PICO は，

P：人工呼吸またはカテコールアミン投与を行い，かつ急性腎傷害を呈する ICU 患者
I：early strategy（腎代替療法を早期に開始する群）
C：delayed strategy（必要に応じて腎代替療法を待機的に行う群）
O：60 日時点での死亡

であり，2 群の生存時間に有意差は認めなかった。

▶Patients

Patients were eligible if they were adults (18 years of age or older) who were admitted to the intensive care unit with acute kidney injury that was compatible with a diagnosis of acute tubular necrosis in the context of ischemic or toxic injury and were receiving invasive mechanical ventilation, catecholamineinfusion (epinephrine or norepinephrine), or both. To undergo randomization, patients were required to have

第2部 統計解析の基本

> KDIGO stage 3 acute kidney injury. (略)

多くの研究と同様に，患者の組入/除外基準が詳細に記載されている。この研究の組入基準は以下の3つの条件を満たしたICU患者である。

① 18歳以上

②急性腎傷害（AKI）

③人工呼吸・カテコールアミン投与のどちらかまたは両方を行っている

本文は省略するが，組入基準に続いて除外基準が記載されており，KDIGO[*2] stage 3に至らなかった患者は除外された。無作為化されたあとに待機的に腎代替療法を行う群では腎代替療法の開始基準が設定されており，この基準を無作為化前に満たしている患者も除外されている。

*2 KDIGO: Kidney Disease Improving Global OutcomesによるAKIの診断基準。

▶ Interventions

> In the early-strategy group, renal-replacement therapy was initiated as soon as possible after randomization in order for it to be started within 6 hours after documentation of stage 3 acute kidney injury. In the delayed-strategy group, renal-replacement therapy was initiated if one of the laboratory abnormalities defined above developed or if oliguria or anuria lasted for more than 72 hours after randomization. (略)

早期開始群ではKDIGO stage 3のAKIの診断から6時間以内に腎代替療法を開始，待機群では"Patients"の項で記載された開始基準を満たす，もしくは72時間以上継続する乏尿・無尿の場合に腎代替療法を開始した。また，省略するが腎代替療法の中止基準，再開基準も詳細に記載されている。

生存時間分析 **5** 章

▶ Outcomes

The duration of follow-up for each patient was 60 days from randomization. The primary outcome was overall survival measured from the date of randomization until death or day 60. (略) Data from patients who were alive at day 60 were censored, and data from patients who were lost to follow-up before day 60 were censored at their last follow-up assessment.

患者の追跡期間は無作為化後 60 日としてある。プライマリアウトカムは無作為化から 60 日までの生存期間である。60 日まで生存した患者は打ち切りである。また追跡不能症例は最後の追跡までで打ち切りとして取り扱っている。

▶ Statistical Analysis

On the basis of published data, death at day 60 was expected in 55% of patients requiring renal-replacement therapy in the intensive care unit. At the time that the trial was being designed, indirect evidence suggested that mortality might be expected to be 15 percentage points lower in association with delayed renal-replacement therapy. We calculated that with a total sample size of 546 patients, the study would have 90% power to show a 15-percentage-point lower mortality with the delayed strategy than with the early strategy. (略)

最初にサンプルサイズの計算をしている。α エラー 5%[*3]、統計学的検出力 90% で死亡割合 15% を検出するのに各群 546 例の患者が必要であると計算された。10% の脱落を見積もって各群 620 例としている。

*3 12 ページ参照。

69

第2部 統計解析の基本

> The overall survival (primary outcome), estimated by the Kaplan–Meier method, was analyzed in the intention–to–treat population and compared between the two groups with the use of a log–rank test. Further stratification according to … (略) were also performed with a Cox semiparametric proportional–hazards model.

Kaplan-Meier 法で推定した全生存期間は intention-to-treat で解析し，log-rank 検定を行い 2 群の比較を行っている。また，その後に行った層別解析は Cox 比例ハザードモデルを用いて行っている。

> All analyses were performed with R software, version 3.2.3 (R Foundation for Statistical Computing).

この研究では解析を無料の統計ソフトである R のみで行っている[*4]。

*4 ＥＺＲなど，SPSS のようにクリックだけで解析のできるパッケージも公開されており，R特有のとっつきづらさもないため，これから研究を始めようという方は是非利用していただきたい。

　プライマリアウトカムの結果は 60 日時点での死亡割合は早期開始群で 48.5%，待機群で 49.7% であった。2 群の生存曲線の比較を log-rank 検定によって行った結果 $p = 0.79$ と有意差を認めなかった。また，Cox 比例ハザードモデルによる回帰分析の結果，待機群のハザード比 1.03（95% 信頼区間 0.82〜1.29）であり，予後因子で調整後もハザード比 1.02（95% 信頼区間 0.81〜1.29）と有意差を認めなかった。

…

この論文が出版されたのとほぼ同時期に Journal of the American Medical Association（JAMA）誌にも腎代替療法の開始タイミングを検討した研究結果[7]が発表された。本章で解説した論文と結果が異なるので，興味深い。この論文も生存時間分析を行っており，是非読みくらべていただきたい。

生存時間分析 **5** 章

●文献

1. 大橋靖雄，浜田知久馬．生存時間解析：SAS による生物統計．東京：東京大学出版会，1995.

2. Glantz SA. Primer of Biostatistics. 7th ed. New York : Mc-GrawHill, 2011.

3. Kleinbaum DG, Klein M. Survival Analysis : A Self-Learning Text. 3rd ed. New York : Springer, 2012.
   生存時間分析の基礎から応用までこの一冊で十分である。一つ一つの内容が非常に丁寧に解説されており，初学者でも読み進めることができる。

4. Sedgwick P. Statistical tests for independent groups : time to event data. BMJ 2012 ; 345 : e5257.

5. Austin PC, Lee DS, Fine JP. Introduction to the analysis of survival data in the presence of competing risks. Circulation 2016 ; 133 : 601-9.　　　　　　　　　　　　　　PMID : 26858290

6. Gaudry S, Hajage D, Schortgen F, et al. Initiation strategies for renal-replacement therapy in the intensive care unit. N Engl J Med 2016 ; 375 : 122-33.　　　　　　　　　PMID : 27181456

7. Zarbock A, Kellum JA, Schmidt C, et al. Effect of early vs delayed initiation of renal replacement therapy on mortality in critically ill patients with acute kidney injury : the ELAIN randomized clinical trial. JAMA 2016 ; 315 : 2190-9.　　　　　PMID : 27209269

第2部 統計解析の基本

6章 プロペンシティスコア

何らかの介入の効果を正しく検出するための最も優れたデザインは無作為化比較試験（RCT）であることは周知の事実です。しかし，倫理的，経済的，その他の理由で，その効果をRCTで検証できる介入は必ずしも多くありません。

日常臨床においてRCTで効果が検証されていない介入について意思決定を行う場面は非常に多く，その際に医療者はRCT以外のデザインによる研究の結果や自身のこれまでの経験をもとに意思決定を行っています。

そこで本章では，RCT以外のデザインによる交絡因子を調整する方法として近年非常によく利用されている，プロペンシティスコアを利用した方法を紹介します。

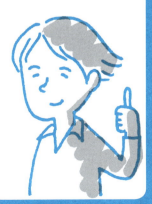

第2部 統計解析の基本

▶プロペンシティスコアとは[1〜3]

無作為化比較試験（RCT）では，治療を受ける群と受けない
群に患者を無作為に割り付けるため，患者背景は2群間で
バランスが取れている。この2群は治療の割り付けのみが
異なることから，2群間のアウトカムの差が治療の効果であ
ると考えられる。一方，無作為化されていない状況では，治
療を受けるかどうかは患者の背景要因や重症度などに大きく
影響される。そのため，治療を受けた群と受けていない群で
は，背景要因や重症度が大きく異なることになる。そこで，
プロペンシティスコアを用いた解析を行うと，重症度や背景
要因などの交絡因子の影響を取り除いた治療効果を推定する
ことが可能となる。

　4章で解説した回帰分析を行う主な目的の1つにアウトカ
ムの予測があったことを覚えているだろうか。ロジスティッ
ク回帰分析によってアウトカムが発生する確率を推定するこ
とができる。同様に治療をアウトカムにすることで，治療を
受ける確率を測定された背景要因や重症度から，ロジスティ
ック回帰モデルを用いて推定できる。個々の患者で推定され
た治療を受ける確率をプロペンシティスコアという。プロペ
ンシティスコアが高いとは，その治療を受ける確率が高いこ
とを意味する。プロペンシティスコアが等しい治療を受けた
患者と受けていない患者を集めると，集団では背景要因のバ
ランスが取れるという性質をもち（図1），この性質を利用し
て分析を行う。

　注意すべき点は，プロペンシティスコアは「未測定の交絡
因子が存在しない」という強い仮定をおいており，未測定の

74

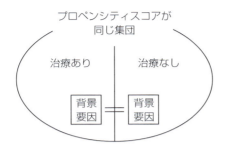

図1 ● プロペンシティスコアの概念

交絡因子の影響は排除できないことである．したがって，Methodsを読む際には，プロペンシティスコアを推定する回帰モデルに重要な未測定の交絡因子がないかどうかに注意を払う必要がある．

> **Take Home Message**
> ✪ 未測定の交絡因子がないという強い仮定をおいている．

プロペンシティスコアの利用方法[1〜3]

プロペンシティスコアを用いて治療効果を交絡なく推定する方法として，4つの利用法が提案されている．すなわち，①マッチング，②層化，③重み付け，④独立変数として回帰分析に投入，である．

▶①マッチング

プロペンシティスコアの値が近い治療を受けた患者と受けな

第2部 統計解析の基本

かった患者をマッチングさせる。マッチングは1：1が最も
よく行われているが，1：n（複数）のマッチングも可能である。
プロペンシティスコアマッチングによって作成された2群
は背景要因のバランスが取れるため，RCT同様に2群間で
アウトカムを比較することで治療効果を推定できる。マッチ
ングされなかった対象は解析から除外されるため，①マッチ
ング以外のプロペンシティスコアを利用した解析と比較して
サンプルサイズが小さくなる，②解析対象患者を絞り込むこ
とによって一般化可能性が低くなる，などの欠点がある。

▶ ②層化

*1　一般的に5層
が用いられる。5層
に層別化すること
で測定された交絡因子
によるバイアスのう
ち90％を除去でき
る[2]。

プロペンシティスコアの値によって層別化[*1]する。各層で
治療効果を推定し，最後に統合することで対象集団における
治療効果を推定できる。プロペンシティスコアが近い各層内
では，背景要因は治療を受けた群と受けなかった群でバラン
スが取れるため，各層内の治療効果の推定は単にアウトカム
を比較するだけでよい。マッチングでは除外されてしまう対
象も解析に含めることができるが，いずれかの層において群
間のバランスが取れていない場合には，測定された交絡因子
であっても影響が残ることになる。

▶ ③重み付け

inverse probability of treatment weighting（IPTW）といわ
れる，プロペンシティスコアの逆数で重み付けを行う方法。
治療を受けた患者はプロペンシティスコアの逆数で，治療を
受けなかった患者は「1−プロペンシティスコア」の逆数で重
み付けを行う。重み付けによって群間の交絡因子のバランス
が取れたことを確認し，次いで群間のアウトカムを比較する。

76

プロペンシティスコアが低いのに治療を受けた，あるいはその逆の患者は極端な重み付けがされ，非現実的となるという欠点がある．

▶ ④独立変数として回帰分析に投入

アウトカムを従属変数，治療の割り付けとプロペンシティスコアを独立変数として回帰分析を行う．プロペンシティスコアが同じであれば，背景要因のバランスが取れているという仮定をおいている．

①～③の方法では，プロペンシティスコアによってバランスが取れることを確認することができるが，独立変数として回帰分析に投入する場合，プロペンシティスコアによって群間のバランスが取れているのかどうかの確認ができない．

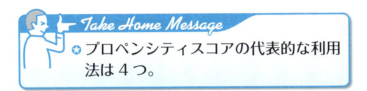

Take Home Message
● プロペンシティスコアの代表的な利用法は4つ．

▶ マッチングの手順[2,4]

マッチングを手順（図2）に沿って解説する．

▶ プロペンシティスコアの推定

多くの場合，治療を受ける確率をロジスティック回帰モデルによって推定する．スコアの推定の際には2つのポイントがある．

1つは，モデルに投入する独立変数の選択である．測定さ

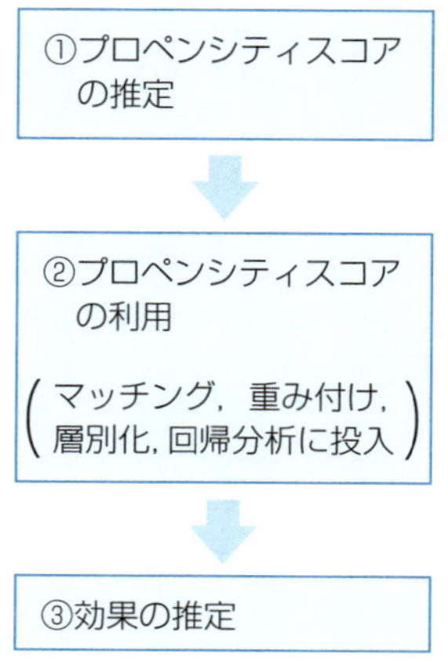

第2部 統計解析の基本

図 2 ● プロペンシティスコアの利用は 3 つのステップからなる

```
┌─────────────────────┐
│ ①プロペンシティスコア   │
│   の推定              │
└─────────────────────┘
          ↓
┌─────────────────────┐
│ ②プロペンシティスコア   │
│   の利用              │
│ ( マッチング，重み付け，) │
│ ( 層別化，回帰分析に投入) │
└─────────────────────┘
          ↓
┌─────────────────────┐
│ ③効果の推定           │
└─────────────────────┘
```

れているすべての①背景要因，②治療を受けるかどうかに影響を与える要因，③アウトカムに影響を与える要因，④治療を受けるかどうかおよびアウトカムの両方に影響を与える要因，この 4 つを統計学的に有意かどうかにかかわらず，すべて投入する。プロペンシティスコアでは未測定の交絡因子がないと仮定をおいているが，可能なかぎり多くの変数を投入することで結果の妥当性が高まる[*2]。

＊2　変数を極端に増やすことで，よりバイアスが減少するという high-dimensional propensity score[5] という方法もある。

　もう 1 つのポイントは，変数が測定されたタイミングである。治療を受ける確率を推定するために治療を受けたあとに測定された変数は投入してはならない。

▶ マッチング

ランダムに治療を受けた患者（治療群）を選び，治療を受けなかった患者（対照群）をマッチさせる。以下にいくつかの手法を示すが，最も大事なことは 2 群間でバランスが取れていることであって，どの手法を利用したかではない。

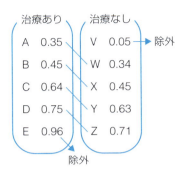

図3 ● 閾値を設けたマッチング

閾値を設けない場合EとVのようにプロペンシティスコアが大きく離れた患者がマッチングされることがあるため，閾値を設ける場合と比べてバイアスが大きくなってしまう。

　マッチングの手法には最近傍法や最適マッチングなどがあり，最も一般的な方法は最近傍法である．最近傍法では，治療を受けた患者とプロペンシティスコアが最も近い治療を受けていない患者をマッチングする．その際，閾値を設けて，それよりも近い相手がいない場合はマッチングしないといった方法をとることが多い（図3）．マッチングされなかった患者は解析から除外する．

　また，一度マッチングした対照群の患者をその後のマッチング対象にしない方法（without replacement），および何度もマッチング対象となるような方法（with replacement）があるが，without replacementが一般的である．最終的にプロペンシティスコアマッチングによって，背景要因の似通った2群が作成される．

　1：1マッチングが一般的だが，治療群に対して対照群が多い場合1：nでマッチングすることもある．1：nのマッチングによって解析対象が増え検出力が上がる，解析から除外される人数が減るなどの利点がある．

第2部 統計解析の基本

▶2群間のバランスの評価

マッチング後，2群間のバランスを評価する。2群間のバランスは通常の検定（t検定やχ二乗検定）ではなく，standardized difference を用いて行う。サンプルサイズが大きくなると，通常の検定では非常に小さな差も統計学的に有意となってしまう。一方 standardized difference は，2群の統合した標準偏差に対する2群間の平均値の差を表し，サンプルサイズに影響されない。一般的に standardized difference の絶対値が 0.1（10%）以下[*3]であれば2群間のバランスが取れていると判断してよい。

*3 0.2とする報告もあり，閾値に関するコンセンサスは今のところ得られていないが，0.1が利用されていることが多い。

また standardized difference に加えて視覚的にプロペンシティスコアの分布を確認することもある。バランスが取れていれば2群のプロペンシティスコアの分布は一致する。

マッチング後にバランスが取れていない場合に，年齢などの連続変数の二乗項や交互作用項を追加して，バランスが取れるまで何度もプロペンシティスコアを作り直すような手順を踏むことがある。Methods 内でプロペンシティスコアに二乗項や交互作用項を入れたことが記載されていた場合，群間のバランスを取るためであることが推測される。

📎 MEMO　c 統計量と背景要因のバランス

プロペンシティスコアを利用した研究論文では，しばしば c 統計量が報告されている。c 統計量はプロペンシティスコアによって治療を受けるかどうかをどの程度識別できるかの指標であるが，2群間のバランスが取れているかどうかには無関係である。プロペンシティスコアを用いた論文を読む際に，c 統計量はあまり気にしなくてもよい。

プロペンシティスコア **6 章**

▶ 効果の推定

マッチングによって作成された2群の背景要因のバランスが取れていれば，治療効果の推定は単に2群間でアウトカムを比較するだけでよい。死亡などのカテゴリー変数であればχ二乗検定やFisherの正確検定，人工呼吸期間のような連続変数であればt検定やWilcoxonの順位和検定，生存時間分析ならlog-rank検定を行う。マッチングによって得られた結果の解釈は「治療を受けた患者に対する治療効果」となる。

> *Take Home Message*
>
> ✪ プロペンシティスコアマッチングでは集団全体ではなく，選ばれた治療を受けた患者に対する効果をみている。

▶ IPTW の手順[6, 7]

▶ プロペンシティスコアの推定

マッチングの項を参照。4種類の使用方法で，プロペンシティスコアの推定はすべて共通である。

▶ 重み付け

各患者をプロペンシティスコアの逆数で重み付けすると，両群の背景要因のバランスが取れる。具体的には，治療を受けた患者は1/プロペンシティスコアで，治療を受けていない

患者は 1/(1-プロペンシティスコア) で重み付けする。例えば，プロペンシティスコアが 0.2 だと，治療を受けた患者の重みは 5 となり，治療を受けなかった患者の重みは 1.25 となる。プロペンシティスコアが 0 に近いが治療を受けた患者，1 に近いが治療を受けなかった患者の重みは大きくなるため，それがバイアスとなる場合がある。そのような場合，安定化させるような重み付けの方法（stabilized inverse probability weighting）も提案されている。安定化させた重みを採用した場合，サンプル数はもとのサンプル数と同程度となる。

いずれの場合も，すべての患者の情報を使うため集団全体の効果をみており，マッチングよりも一般化可能性が高い。

▶2群間のバランスの評価

マッチング同様，重み付け後の 2 群間のバランスを standardized difference を用いて評価する。

▶効果の推定

重み付け後の 2 群の背景要因のバランスが取れていれば，治療効果の推定を行う。マッチングと異なり，重み付けを考慮した 2 群の比較方法を利用する。重み付けによる結果の解釈は「対象全体に対する治療効果」となる。

Take Home Message

- 重み付けでは集団全体の平均的な効果をみている。

▶Pick up Methods ①マッチング

プロペンシティスコアマッチングの例として Critical Care Medicine 誌に掲載された "Risks and Benefits of Stress Ulcer Prophylaxis for Patients with Severe Sepsis"[8] の Methods を鑑賞する。

> *Sasabuchi Y, Matsui H, Lefor AK, et al. Risks and benefits of stress ulcer prophylaxis for patients with severe sepsis. Crit Care Med 2016 ; 44 : e464–9.*　　PMID : 27002276

この論文の PICO は

P：重症敗血症

I：ストレス潰瘍予防

C：予防なし

O：内視鏡的止血を要する消化管出血，死亡，院内肺炎，
　　　クロストリジウム感染

であり，ストレス潰瘍予防は院内肺炎の上昇と関連していた。一方，内視鏡的止血を要する消化管出血，死亡，クロストリジウム感染は減少しなかった。

▶Data Sources

> Data for this study were extracted from the Japanese Diagnosis Procedure Combination database. The database has been used extensively for clinical epidemiology research.

この研究は，DPC データベースを二次利用した研究である[*4]。

*4　データベースを二次利用した研究の Method は 10 章も参照。

第2部 統計解析の基本

▶ Case Definition

We included all patients with a diagnosis of severe sepsis at admission between July 2010 and March 2013. Severe sepsis was defined as sepsis with failure of at least one organ system. … (略)

本研究の対象は，重症敗血症患者である。診療報酬請求データを用いて重症敗血症を抽出した先行研究に倣って敗血症＋臓器障害としている。詳細は省略するが，Supplemental Table S1 および S2 に抽出コードがリストされている。続いて除外基準について述べている。

▶ Study Variables

The exposure of interest was whether patients received stress ulcer prophylaxis. Patients who received proton pump inhibitors or histamine H_2 receptor antagonists within 2 days of admission were defined as the stress ulcer prophylaxis group. Patients who did not receive any of these medications within 2 days of admission were defined as the control group. (略)

まず，治療群および対照群の定義が述べられている。ストレス潰瘍予防はプロトンポンプ阻害薬または H_2 受容体拮抗薬を入院 2 日以内に使用した患者を治療群とし，それ以外の患者を対照群としている。原文は省略するが，続いてプロペンシティスコアを推定する際に利用された独立変数が列挙されている（表1）。治療の選択・アウトカムの両方に影響がある重要な交絡因子が網羅されているかを注意しながら読む必要がある。ここでは，臨床家としての知識や経験が求められる。この過程で重要な交絡因子が抜けていると結果の妥当性

プロペンシティスコア **6章**

表1 ● Table S3 Patient Characteristics

Age, year, mean（SD）
Age, year, median（IQR）

Male

Comorbidity
  Myocardial infarction
  Congestive heart failure
  Peripheral vascular disease
  Cerebrovascular disease
  Dementia
  Chronic pulmonary disease
  Rheumatologic disease
  Mild liver disease
  Moderate or severe liver disease
  Diabetes without chronic complications
  Diabetes with chronic complications
  Hemiplegia or paraplegia
  Renal disease
  Any malignancy, including leukemia and lymphoma
  Metastatic solid tumor
  AIDS/HIV

Charlson comorbidity index category

BMI category
  ＜ 18.5
  18.5〜22.9
  23.0〜24.9
  25.0〜29.9
  ≧ 30

Treatment year

Academic medical center
Transferred by ambulance

Hospital volume of severe sepsis, mean（SD）
Hospital volume of severe sepsis, median（IQR）

Organ failure
  Respiratory
  Cardiovascular
  Neurologic
  Hematologic
  Hepatic
  Renal

Number of organ failure

ICU admission within 2 days
Enteral nutrition within 2 days

Transfusion within 2 days
  Platelet concentration
  Fresh frozen plasma
  Red cell concentration

Mechanical ventilation within 2 days
Vasopressor or inotrope within 2 days
Renal replacement therapy within 2 days

Supplemental Digital Content 5＜http://links.lww.com/CCM/B746＞（Accessed Apr. 20, 2019）より作成

第2部 統計解析の基本

に影響することになる。

▶ Outcome Measures

Assessed outcomes included gastrointestinal bleeding requiring endoscopic hemostasis within 30 days of admission ; death within 30 days ; and pneumonia and *C. difficile* infection acquired during hospitalization, which were coded as complications during hospitalization.

この研究では，内視鏡的止血を要する上部消化管出血，30日死亡，入院後肺炎，入院後クロストリジウム感染の4つのアウトカムが設定されている。

▶ Statistical Analysis

(略) A one-to-one propensity score matching was then performed by nearest neighbor matching without replacement. A caliper width was set at 20% of SD of the propensity scores. (略) Differences between the two groups before and after propensity score matching were assessed by standardized differences. Standardized differences of less than 10% are considered negligible imbalances in baseline characteristics between groups.

まず，本研究ではロジスティック回帰モデルでプロペンシティスコアを計算している。マッチングは最近傍法で行い，1：1で2群を作成している。最近傍法の閾値はプロペンシティスコアの標準偏差（SD）の20％以内としている。プロペンシティスコアマッチング前後の2群間の背景要因は standardized difference を用いて比較している。ここでは％表示されているので10％未満でバランスが取れているとしている。また，2群間の standardized difference はマッチン

グ前と比べてマッチング後にすべて 10% 未満になっていることがわかる（Supplemental Table S3）。また，プロペンシティスコアの分布（Supplemental Figure S1, S2）*5 をみると，マッチング前と比較してマッチング後に分布が等しくなっている。

　結果は，ストレス潰瘍予防は院内肺炎の上昇と関連していた。一方，内視鏡的止血を要する消化管出血，死亡は減少しなかった。また，クロストリジウム感染は増加していなかった。

*5 Figure S1 は <http://links.lww.com/CCM/B744>，Figure S2 は <http://links.lww.com/CCM/B745> で閲覧可能（Acsessed Apr. 20, 2019）。

> **Take Home Message**
> - マッチング，層化，重み付けにおいては群間のバランスがとれていることが重要である。

▶Pick up Methods ②IPTW

次にプロペンシティスコアの逆数による重み付けを用いた研究の例として BMJ 誌に掲載された Real world effectiveness of warfarin among ischemic stroke patients with atrial fibrillation: observational analysis from Patient-Centered Research into Outcomes Stroke Patients Prefer and Effectiveness Research（PROSPER）study[9] の Methods を鑑賞する。

第2部 統計解析の基本

Xian Y, Wu J, O'Brien EC, et al. Real world effectiveness of warfarin among ischemic stroke patients with atrial fibrillation : observational analysis from Patient-Centered Research into Outcomes Stroke Patients Prefer and Effectiveness Research（PROSPER）study. BMJ 2015 31 ; 351 : h3786. PMID : 26232340

この論文の PICO は

P：心房細動患者があり脳梗塞を起こした患者

I：ワルファリンによる抗凝固療法

C：ワルファリンによる抗凝固療法なし

O：退院後2年間のうち自宅で過ごした日数，主要心血管イベント

であり，ワルファリンはアウトカムを改善した。

▶ Study Design and Patient Involvement

（略）PROSPER is a Patient-Centered Outcomes Research Institute（PCORI）sponsored project designed to help patients, physicians, and other stakeholders to make informed decisions about stroke care and to improve outcomes through innovative comparative effectiveness research.（略）
To identify the most relevant research topics and meaningful outcomes, we worked with our patient co-investigators and …（略）

*6　実際の医療現場において判断の助けになるような比較研究データの提供を目的として設立された。なかでも patient centered outcome という患者視点でのアウトカムによる治療法の評価を重要視している。<https://www.pcori.org>（Accessed Sep. 16, 2018)

この研究のデザインは既に先行論文として発表されている[10]ため，ここでは概要のみが述べられている。この研究は，米国の PCORI*6 という NPO がスポンサーのプロジェクトである。この研究の共同研究者には患者の代表も含まれており，重要な研究テーマとアウトカムを見つけるために質的調査を行い，その結果を患者にとって意義のあるリサーチクエ

プロペンシティスコア **6** 章

スチョンへと落とし込んでいる。

▶ Data Sources

PROSPER builds on the American Stroke Association/ American Heart Association GWTG-Stroke program, which is an ongoing nationwide quality improvement initiative.（略）

この研究は米国脳卒中協会，米国心臓協会が行っている Get With The Guidelines（GWTG）-Stroke という世界最大の脳卒中入院患者レジストリを利用している。詳細は原著論文に譲るが，このレジストリには，背景要因，既往歴，検査，画像，病院での治療内容，退院時処方，入院中のアウトカムなどが記録されている。この研究では，GWTG-Stroke データと Medicare 診療報酬請求データを突合して利用した。この突合により，長期にわたるアウトカムの追跡が可能となっている。

▶ Study Population

Our analysis included Medicare fee for service beneficiaries admitted to GWTG-Stroke hospitals for acute ischemic stroke and discharged alive with documented persistent or paroxysmal atrial fibrillation or flutter between 1 January 2009 and 31 December 2011.（略）We divided patients into two groups according to discharge drug treatment: patients treated with warfarin versus those not treated with any oral anticoagulant at discharge.（略）

対象患者は，2009 年 1 月 1 日～ 2011 年 12 月 31 日までの期間中に GWTG-Stroke 参加病院に脳梗塞で入院し生存退院した，心房細動または心房粗動が確認された Medicare 加入患者である。組入基準，除外基準は Figure 1 に記載さ

第2部 統計解析の基本

れているがここでは割愛する。対象患者は，退院時処方によってワルファリン投与群といずれの経口抗凝固薬投与もない群の2群に分けた。

▶ Outcome Measures

（略）The most frequent and important outcome identified was "alive at home, without recurrent stroke, and without being hospitalized for complications." … （略）we translated this concept into home time, which we defined as the total number of days alive and out of the hospital or a skilled nursing facility within two years after the index hospital discharge.（略）Similarly, a major adverse cardiovascular event （MACE）is a composite measure of all cause mortality or cardiovascular readmission, reflecting patients' desire of "being alive at home, without recurrent stroke, or being hospitalized for complications."（略）

脳梗塞で生存退院した患者にとって最も重要なアウトカムとして「再発や合併症による入院なく自宅で過ごすこと」として，

①退院後2年間のうち自宅で生存していた日数
②全死亡，心血管疾患による再入院，脳梗塞による再入院，脳出血による再入院

を検討している。

▶ Statistical Analysis

（略）We used standardized difference to compare baseline characteristics between patient cohorts. An absolute standardized difference greater than 10% indicates significant imbalance of a covariate, whereas a smaller value supports the assumption of balance between treatment groups.

あらかじめ決めた統計解析については先行論文に記載されているため，ここでは概要が述べられている。ワルファリン群と抗凝固療法なし群の背景要因の比較は，standardized differences で行っている。standardized difference が 10% 以下であれば，両群のバランスが取れていると判断している。

Unlike randomized clinical trials, the decision to treat in "real world" practice is often based on prognostic factors. Therefore, the effectiveness estimate for warfarin might be confounded as a result of treatment selection. We used a stabilized inverse probability weighting approach to control for potential bias.（略）

著者らは，RCT と異なり実臨床では治療の選択は予後因子に規定されるため，そのまま比較すると交絡の影響を受けてしまうことを述べ，プロペンシティスコアを使う正当性を主張している。本研究では，stabilized inverse probability weighting を行っている。

We then used inverse probability weighting regression models weighted with warfarin treatment as the independent variable to estimate the adjusted associations between warfarin treatment and each outcome estimated, controlling for other discharge drugs as covariates.（略）We used separate Cox proportional hazards models for time to event data including MACE, all cause mortality, all cause readmission, cardiovascular readmission, ischemic stroke readmission, and hemorrhagic stroke readmission.（略）

続いて重み付けを考慮に入れた回帰モデルを作り，ワルファリンの効果を見たが，その際に退院時処方を交絡因子として投入している（プロペンシティスコアの算出には退院時処方を使用していない）。詳細は，原著論文に譲るが，退院後 2

第2部 統計解析の基本

年間で自宅で生存していた日数は負の二項回帰モデルという
特殊な回帰モデルを利用し解析している。それ以外のアウト
カムに関しては，Cox比例ハザードモデルを利用した生存
時間分析を行っている。

　結果は，心房細動を伴う脳梗塞患者において，ワルファリ
ン治療は抗凝固療法を行わない場合と比較して退院後自宅で
生活する時間が長かった。また全死亡，脳梗塞による再入院
も少なかった。

●文献

1. Haukoos JS, Lewis RJ. The propensity score. JAMA 2015 ; 314 : 1637-8.　　　　　　　　　　　　　　　　　　　　PMID : 26501539
2. Austin PC. An introduction to propensity score methods for reducing the effects of confounding in observational studies. Multivariate Behav Res 2011 ; 46 : 399-424.　　　　PMID : 21818162
3. Katz MH 著，木原雅子，木原正博訳．医学的介入の研究デザインと統計：ランダム化/非ランダム化研究から傾向スコア，操作変数法まで．東京：メディカル・サイエンス・インターナショナル，2013.
4. Lanza ST, Moore JE, Butera NM. Drawing causal inferences using propensity scores : a practical guide for community psychologists. Am J Community Psychol 2013 ; 52 : 380-92.

　　　　　　　　　　　　　　　　　　　　　　　　PMID : 24185755
5. Schneeweiss S, Rassen JA, Glynn RJ, et al. High-dimensional propensity score adjustment in studies of treatment effects using health care claims data. Epidemiology 2009 ; 20 : 512-22.

　　　　　　　　　　　　　　　　　　　　　　　　PMID : 19487948
6. Austin PC. An Introduction to propensity score methods for reducing the effects of confounding in observational studies. Multivariate Behav Res 2011 ; 46 : 399-424.　　　　PMID : 21818162
7. Mansournia MA, Altman DG. Inverse probability weighting. BMJ. 2016 ; 352 : i189.　　　　　　　　　　　　　　PMID : 26773001
8. Sasabuchi Y, Matsui H, Lefor AK, et al. Risks and benefits of stress ulcer prophylaxis for patients with severe sepsis. Crit Care Med 2016 ; 44 : e464-9.　　　　　　　　　　PMID : 27002276
9. Xian Y, Wu J, O'Brien EC, et al. Real world effectiveness of warfarin among ischemic stroke patients with atrial fibrillation : obser-

92

vational analysis from Patient-Centered Research into Outcomes Stroke Patients Prefer and Effectiveness Research（PROSPER）study. BMJ 2015 31 ; 351 : h3786.　　　　　　　PMID : 26232340

10. Xian Y, O'Brien EC, Fonarow GC, et al. Patient-Centered Research into Outcomes Stroke Patients Prefer and Effectiveness Research : Implementing the patient-driven research paradigm to aid decision making in stroke care. Am Heart J 2015 ; 170 : 36-45.
　　　　　　　PMID : 26093862

第2部 統計解析の基本

7章

操作変数

「ある治療法を受けた患者のアウトカムは改善するのか？」を観察研究で評価するにあたり，治療を受けた患者と受けなかった患者の比較可能性が大きな問題となります。つまり，より重症である患者ほど，その治療法を受けやすかったり，特定の疾患をもつ患者はその治療法を避ける傾向があったりするような場合には，2群をそのまま比較することはできません。

そこで，プロペンシティスコアマッチングを行うと，重症度や特定の疾患といった交絡因子の影響を取り除くことができるため，2群のアウトカムを比較することで治療効果を推定できます。しかし，プロペンシティスコアは未測定の交絡因子の影響は排除できません。

このような場合に利用する方法が操作変数法です。

本章は，未測定の交絡因子を調整するための方法である操作変数法について，その概要を解説し，後半でこの方法を用いた研究を取り上げ，そのMethodsを鑑賞します。

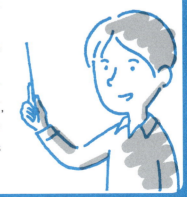

操作変数とは[1,2]

ある治療法の効果を検証する無作為化比較試験（RCT）では，治療を受けるかどうかはくじ引きによって決まる。くじ引きは交絡因子となる重症度や背景要因，アウトカムとは無関係なので，2群のアウトカムの差が治療効果となる。操作変数とはこのRCTのくじに相当するものであり，治療を受けるかどうかに影響を与えるが，重症度や背景要因といった交絡因子，アウトカムのどちらとも無関係なものである（図1）。

例えば，入院した曜日が操作変数として利用されている。金曜日に入院した脳梗塞患者はそのほかの曜日に入院した患者よりも早期のリハビリテーションを受ける確率が高い[3]。しかし，入院する曜日は患者の重症度やアウトカムとは無関係なはずである[3]。この仮定が正しければ金曜日に入院した患者と金曜日以外に入院した患者では，背景要因に差がないことになる。

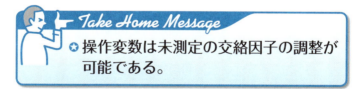

Take Home Message
- 操作変数は未測定の交絡因子の調整が可能である。

図1 ● 操作変数を含む要因間の因果関係

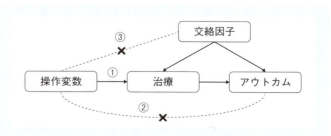

操作変数　**7**章

操作変数法による治療効果の推定[4, 5]

例えばくじ引きにより治療を受けるか否かが決定するRCTを考える。くじ引きの結果は背景要因には影響を与えないので，年齢，性別や重症度などの交絡因子は2群間でバランスが取れる。また，くじ引き自体は患者のアウトカムに影響しないため，2群のアウトカムの差（ここでは40% − 20% = 20%）が治療による効果ということになる（**表1**）。

一方，自宅から病院までの距離を操作変数として利用した場合を考えてみる。積極的にその治療を行っている病院の近くに住んでいる人はその治療を受けやすい。そのため，積極的な病院の近くに住んでいる群では，その治療に消極的な病院の近くに住んでいる群より治療を受けた患者の割合が高い。しかし，自宅から病院までの距離は背景要因や重症度などとは関係していないので，どちらの群も交絡因子はバランスが取れている。また，自宅から病院までの距離が直接アウトカムに関連していないとすれば，この2群間のアウトカムの差（ここでは35% − 25% = 10%）は治療を受けた割合の差（ここでは75% − 25% = 50%）に起因するものとなる（**表2**）。

表1 ● くじ引きによる治療の割り付けを行った場合の2群の比較

	治療群	対照群
治療を受けた割合	100%	0%
平均年齢	73歳	74歳
男性	55%	54%
平均重症度スコア	21点	21点
アウトカムの割合	20%	40%

表2 ● 操作変数法における2群の比較

	積極病院	消極病院
治療を受けた割合	75%	25%
平均年齢	73歳	74歳
男性	55%	54%
平均重症度スコア	21点	21点
アウトカムの割合	25%	35%

97

第2部 統計解析の基本

実際の治療効果の推定には，二段階最小二乗法（two stage least square）という方法などを用いることがほとんどである。

▶操作変数の前提条件[4〜6]

操作変数法にはいくつかの前提条件が存在する（図1）。

これらの条件を満たす理想的な操作変数を見つけることが非常に難しい。

▶操作変数は治療と関連している（図1-①）

操作変数は治療と関連している必要があり，この関係が強ければ強いほど治療効果の推定精度が高くなる（信頼区間が狭くなる）。関係が弱い操作変数を weak instrument といい，信頼区間が広くなるため，β エラーの原因となり得る。また，weak instrument を利用した場合，治療効果の推定に際してバイアスが大きくなるという問題が生じる[7]。操作変数と治療の割り当てとの関連を示す F 値が 10 以下であると操作変数と治療との関係の強さが弱く，weak instrument と判断する[8]。

▶操作変数は治療を介してのみアウトカムへ影響があり，直接アウトカムとの関連はない（図1-②）

残念なことに，操作変数が治療を介してのみアウトカムへ影響を与えており，アウトカムへは直接影響を与えていないことを検証はできない。操作変数を用いた論文では，操作変数がアウトカムに直接関連がないことを理論的に読者に説明し，

納得させるしかない。RCT であれば，くじ引きがアウトカムに直接影響がないと言われても，納得できるだろう。一方，各病院における特定の治療を行う患者の割合や，患者 1 人が受けた治療内容などを操作変数にした場合，施設や医師の特性の代理変数になっている可能性がある。その場合，操作変数として正しく治療効果を推定することができていない可能性があるだろう。

▶ 操作変数は交絡因子とは無関係である（図1-③）

操作変数は測定されている・いないにかかわらず，交絡因子と無関係でなければならない。操作変数法が交絡因子と関係があると RCT のような無作為化した状況を作り出すことができない。表 2 の治療効果の推定の際に 2 群間の交絡因子に差があった場合，正しく治療効果を推定できなくなることからも，おわかりいただけるだろう。操作変数と未測定の交絡因子の間に関連があることは評価できない。しかし，少なくとも測定された交絡因子が操作変数と関連があるかどうかを評価することで，操作変数と未測定の交絡因子の関係を推測する手掛かりになる。操作変数をカテゴリー化し，カテゴリー間での測定された交絡因子のバランスが取れているかを検討することで，操作変数と未測定の交絡因子の間の関連を評価する。

▶ 操作変数と治療の関係は単調である

操作変数の値が大きくなるに従い，治療を受ける確率が大きくなるという関係があり，この関係が逆転しない。表 2 の例で考えると，患者は以下の 4 つのグループに分けられる。
①積極的な病院に近いと治療を受け，消極的な病院に近いと

治療を受けない素直な人
②どちらの病院に近くても治療を受ける人
③どちらの病院に近くても治療を受けない人
④積極的な病院に近いと治療を受けず，消極的な病院に近いと治療を受ける天邪鬼な人

操作変数法では，①の素直な人に対する平均の治療効果を推定する。このとき，④の天邪鬼な人がいないという仮定を満たさないと操作変数法による治療効果の推定ができない。

Take Home Message
○ 理想的な操作変数を見つけることは難しい。

▶操作変数法の限界[6]

操作変数法は未測定の交絡因子を調整できるという点で一見夢のような方法であるが，いくつかの限界点がある。

・前提条件を満たす適切な操作変数を同定することは困難である。操作変数が適切かどうかの検証はできないため，治療効果も正しく推定されているかどうか確信できない
・操作変数法を利用して推定した結果は素直な人に対する平均の治療効果をみており，常に治療を受ける人や決して治療を受けない人に対する一般化可能性がない

これらの限界点故に，複数の操作変数を利用して治療効果の方向が同じであるかの検証，プロペンシティスコアなどの別の手法と結果を比較するなどの感度分析を行うことが多い。

操作変数 **7章**

> ✈ *Take Home Message*
>
> ✪ 操作変数法により得られた結果の解釈には注意が必要である。

▶Pick up Methods

今回は JAMA 誌に掲載された "Association of intensive care unit admission with mortality among older patients with pneumonia"[9] の "Methods" を鑑賞する。

Valley TS, Sjoding MW, Ryan AM, et al. Association of intensive care unit admission with mortality among older patients with pneumonia. JAMA 2015 ; 314 : 1272-9.

PMID : 26393850

この論文の PICO は

  P：肺炎
  I：ICU への入室
  C：一般病棟への入院
  O：30 日死亡

であり，ICU 入室は有意に 30 日死亡を減少させた。

▶Data Sources

（略）A retrospective cohort study of all acute care hospitalizations from 2010 to 2012 was performed among fee-for-service Medicare beneficiaries 65 years and older.（略）Hospital characteristics were obtained from the 2010 to 2012 American Hospital Association's Annual Surveys and the 2010 and 2011 Healthcare Cost Reporting Information Sys-

101

第2部 統計解析の基本

> tems. Population and geographic information was obtained
> by linking the patient's zip code of residence to 2010 US
> Census data.

2010〜2012年の65歳以上のMedicare加入者を対象とし
ている。病院情報，コスト情報，人口動態，地理情報なども
他のデータベースから抽出している。

▶ Study Cohort

> All patients with an *International Classification of Diseases,*
> *Ninth Revision, Clinical Modification* (*ICD-9-CM*) (1) pri-
> mary diagnosis code for pneumonia or (2) primary diagnosis
> code for respiratory failure or sepsis and secondary diagno-
> sis code of pneumonia were identified. (略) The analysis was
> limited to the first hospitalization for those with multiple eli-
> gible hospitalizations in the same year.

組入基準は，①主病名が肺炎，②主病名が呼吸不全または敗
血症で副病名に肺炎のいずれかとした。1年の内に2回以上
組入基準を満たす患者は初回入院のみを解析対象とした。

▶ Treatment Variable and Covariate Definitions

> The treatment variable was ICU admission, defined as the
> presence of an ICU or coronary care unit revenue center
> code in the administrative billing record. To account for dif-
> ferences between patients admitted to the ICU and those
> admitted to the wards, the analysis adjusted for … (略)

ICU入室は，ICUまたはCCU入室の請求コードがあるも
のとした。背景要因と併存疾患，重症度，病院の特徴などを
調整している。

操作変数　**7**章

▶ Outcome Measures

The primary outcome was 30-day all-cause mortality measured from the time of hospital admission. Secondary outcomes included Medicare reimbursements to the hospital and hospital costs, calculated as the patient's hospital charges multiplied by the hospital-specific annual cost-to-charge ratio.

プライマリアウトカムは 30 日死亡。セカンダリアウトカムは Medicare による保険償還の金額および入院のコスト。コストとは経済学の用語で，かかった金額以外に人件費や機会費用などさまざまなものを含む。どこまで含めるかは研究によって異なるが，この研究では請求額とコストの換算比が病院ごとに既に算出されているので，それを利用して計算している。

▶ Instrumental Variable

(略) In this study, the commonly used "differential distance" instrument was selected. Differential distance was calculated as the difference between (1) the distance from a patient's residence to the nearest hospital with high ICU admission and (2) the distance from a patient's residence to the nearest hospital of any type. (略) The distribution of ICU admission rates was examined across all hospitals, and hospitals with high ICU admission were empirically defined as those with an ICU admission rate for pneumonia in the top 2 quintiles of the included hospitals, which corresponded to an ICU admission rate for pneumonia of higher than 32%. (略)

この研究では，操作変数として "differential distance" を利用した。①患者居住地と ICU 入室割合の高い病院までの距離と②患者居住地と ICU 入室割合の低い病院までの距離の

103

差を differential distance としている。各病院の ICU 入室割合で対象病院を 5 層に層別化し，割合の高いほうから 2 群を ICU 入室割合の高い病院と定義している。

> （略）The instrument satisfied 3 conditions necessary to establish validity. First, differential distance was highly correlated with ICU admission（partial $F_{1,2986}$ = 245, $P < .001$）; instruments with F statistics higher than 10 are considered strong. Because most ill patients with pneumonia will seek care at the nearest hospital, patients who live close to a hospital with high ICU admission are more likely to be transported to that hospital, which increases their likelihood of being admitted to the ICU.

操作変数が 3 つの前提条件を満たしていることを述べている。

第 1 に，differential distance が ICU 入室と強く関連している（F値= 245 であり，10 以上を満たしている）。ICU 入室割合の高い病院の近くに住んでいる患者は，ICU に入室する確率が高いことをデータでも示している。

> Second, differential distance was not associated with the outcomes, 30-day mortality, Medicare spending, or hospital costs, except through the instrument's effect on ICU admission.

第 2 に，differential distance は ICU 入室を通してのみ死亡やコストに影響を与えていると主張している。前半でも述べたとおり，これを検証することはできないが，理論的に ICU 入室以外の経路でアウトカムに影響を与えているのであれば，操作変数として機能しない。この場合，患者が ICU 入室割合の高い病院の近くに住んでいることは直接死亡やコストに影響を与えるだろうか，ということを考えながら読むことが重要である。

操作変数 **7** 章

> Third, there should not be any mutual confounders between the instrument and the outcome. This condition was evaluated by (1) the distribution of patient-level covariates across differential distance (eTable 3 in the Supplement) and (2) the distribution of hospital-level characteristics across quintiles of ICU use (eTable 7 in the Supplement). If observed confounders are comparable across levels of differential distance, it provides greater confidence that unobserved confounders are similar as well. For instruments defined by geography, differences in urbanity and associated variables (eg, race and socioeconomic status) are commonly observed. The recommended approach to address such imbalances in these and other variables is to perform analyses stratified by these variables and/or adjust for them in the instrumental variable model.

第3に，操作変数とアウトカムの両方に影響を与える交絡因子がないことを示している。これを①操作変数によって分けた各群で観察された交絡因子のバランスが取れているかどうか，② ICU 入室割合の各層で施設要因のバランスが取れているかどうかで確認している。観察されている交絡因子のバランスが取れていれば，観察されていない交絡因子もバランスが取れているだろうと主張している。地理情報によって定義した操作変数を用いた場合，地域特性（都会度や人種など）のバランスが取れないことはしばしばある。この研究でも，このような因子についてはバランスが取れていなかった。このような場合，バランスが取れなかった因子で層別化したり，調整因子としたりすることで対処することが一般的である。

第2部 統計解析の基本

▶ Interpreting the Instrumental Variable Results

（略）…the coefficient in the instrumental variable analysis represents the adjusted treatment effect for the so-called marginal patient.（略）In this context, these marginal patients (referred to as borderline patients in this article) may be interpreted as those whose need for ICU admission is borderline or discretionary— that is, patients who might receive care on a general ward at one hospital and in the ICU at another because it is uncertain whether ICU admission would benefit the patient.

操作変数法で得られた結果の解釈について述べている。前半でも述べたとおり，素直な人[*3]つまり，ある病院では ICU へ入室し，他の病院では病棟へ入院するような境界にいる患者に対しての効果を見ていることになる。

*3 素直な人を marginal patients というが，この論文では borderline patients と表現している。

▶ Statistical Analysis

In the instrumental variable analyses, 2-stage least squares regressions were performed on all patients after adjusting for patient and hospital characteristics described above, …（略）

操作変数法の解析は 2-stage least squares で行っている。

この研究では，先行研究における重症度補正の失敗を解決するために differential distance を操作変数とした操作変数法を用いた。ICU 入室割合の高い病院に近い群の ICU 入室患者では人工呼吸患者の割合や重症度スコアが高いにもかかわらず，肺炎で入院した 65 歳以上の患者において病棟へ入院するよりもコストを増やすことなく 30 日死亡を減少させた。

結果の解釈で注意しなければならない点は，この結果は解

析対象全体に当てはまる効果ではなく，ICU に入室する割合の高い病院の近くに住んでいたために ICU に入室した患者に対する平均の効果ということである。どこに住んでいようと ICU に入室する，あるいは病棟に入院する患者についてはなにも言えないのである。

● 文献

1. Bagiella E, Karamlou T, Chang H, et al. Instrumental variable methods in clinical research. J Thorac Cardiovasc Surg 2015 ; 150 : 779-82. PMID : 26279480

2. Stel VS, Dekker FW, Zoccali C, et al. Instrumental variable analysis. Nephrol Dial Transplant 2013l ; 28 : 1694-9. PMID : 22833620

3. Matsui H, Hashimoto H, Horiguchi H, et al. An exploration of the association between very early rehabilitation and outcome for the patients with acute ischaemic stroke in Japan : a nationwide retrospective cohort survey. BMC Health Serv Res 2010 ; 10 : 213.
PMID : 20646283

4. 岩崎 学. 統計的因果推論. 東京：朝倉書店，2015.

5. Baiocchi M, Cheng J, Small DS. Instrumental variable methods for causal inference. Stat Med 2014 ; 33 : 2297-340.
PMID : 24599889

6. Katz MH 著，木原雅子，木原正博訳. 医学的介入の研究デザインと統計：ランダム化/非ランダム化研究から傾向スコア，操作変数法まで. 東京：メディカル・サイエンス・インターナショナル，2013.

7. Small DS, Rosenbaum PR. War and wages : the strength of instrumental variables and their sensitivity to unobserved biases. J Am Stat Assoc 2008 ; 103 : 924-33.

8. Staiger D, Stock JH. Instrumental variables regression with weak instruments. Econometrica 1997 ; 65 : 557-86.

9. Valley TS, Sjoding MW, Ryan AM, et al. Association of intensive care unit admission with mortality among older patients with pneumonia. JAMA 2015 ; 314 : 1272-9. PMID : 26393850

第2部 統計解析の基本

8章 差の差分析

保険医療政策やガイドラインの変更に伴い，ある時点から選択される治療が変わった際に，その変更にどのような効果があるのか。このような疑問を観察研究で評価する場合に，前後比較デザインがしばしば用いられます。すなわち，ある時点より前の患者と後の患者を比較することによって効果を推定しようという考え方です。しかし，このデザインでは，時間とともにアウトカムが変化するといった背景に存在するトレンドの影響を受けてしまいます。

本章では，このような時間の影響を排除する方法である差の差分析 difference-in-differences analysis について概要を解説し，後半で差の差分析を用いた研究の Methods を鑑賞します。

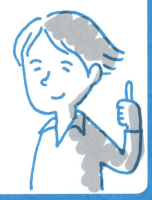

第2部 統計解析の基本

前後比較デザイン before after design[1, 2]

ヒストリカルコントロールとも言われ，新しい治療が導入される前に治療を受けた患者と，新しい治療が行われた患者とを比較する。この研究デザインの主な問題点は，時間の経過とともに新しい治療以外の要因も変化しているといったトレンドがある場合，アウトカムの変化が新しい治療によるものなのか，あるいはその他の要因によるものなのかが判断できないという点である。

　例えば，スコットランドにおける受動喫煙の防止を目的とした法規制の効果を前後比較デザインにより検証した研究[3]では，法規制により小学生の受動喫煙が減少したことを報告した。しかし，法規制前後での喫煙者の喫煙行動の変化（法規制以前から公共の場での喫煙者が減るトレンドがあったなど）の影響を排除することができていない。

差の差分析 difference-in-differences analysis

差の差分析[4, 5]では，介入群と同じ時間経過によるトレンドをもつ対照群をおくことによって，前後比較デザインの問題点を解決する。図1に差の差分析の概念図を示す。介入群において，介入前後のアウトカムの変化は$D_1 = T_2 - T_1$となる。一方，対照群の同じ期間におけるアウトカムの変化は$D_2 = C_2 - C_1$となる。介入群と対照群では同じトレンドをもつため，介入群と対照群のアウトカムの変化（差の差）である$D_1 - D_2$が推定される治療効果となる。

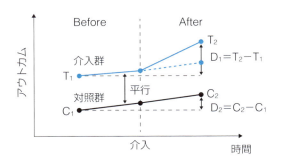

図1 ● 差の差分析の概念図
介入群における治療導入前後のアウトカムの変化：$D_1 = T_2 - T_1$
対照群における同じ期間のアウトカムの変化：$D_2 = C_2 - C_1$
治療効果＝ D1 － D2

　実際の効果の推定は単に引き算をするわけではなく，回帰モデルを利用する。"介入群か対照群か"，"介入前か後か"，これら2つの因子の交互作用項（2つの因子の乗算）を回帰モデルに投入すると，交互作用項の係数（α_3）が治療効果となる。

　最も単純な回帰式を考えてみる。

$$Y = \alpha_0 + \alpha_1 \times \text{Treatment} + \alpha_2 \times \text{After} \\ + \alpha_3 \times \text{Treatment} \times \text{After}$$

Y：アウトカム，Treatment：介入の有無（介入群であれば1，対照群であれば0），After：介入開始前後（介入後の時期であれば1，介入前であれば0），Treatment×After：交互作用項（上記の2つの変数の乗算）

　回帰式からどのように差の差分析により治療効果を推定するのかを**表1**に示す。介入群における介入前のアウトカムは上記回帰式にTreatment＝1，After＝0を代入すると$\alpha_0 + \alpha_1$となり，介入後のアウトカムはTreatment＝1，After＝1を代入し$\alpha_0 + \alpha_1 + \alpha_2 + \alpha_3$となる。したがって，介入群のアウトカムの変化は（$\alpha_0 + \alpha_1 + \alpha_2 + \alpha_3$）－（$\alpha_0 + \alpha_1$）＝$\alpha_2 + \alpha_3$となる。同様に対照群の介入前後の期間の

表1 ● 回帰式による差の差分析の効果推定

	Before (After = 0)	After (After = 1)	Difference After − Before
介入群 Treatment = 1	$\alpha_0+\alpha_1$	$\alpha_0+\alpha_1+\alpha_2+\alpha_3$	$\alpha_2+\alpha_3$
対照群 Treatment = 0	α_0	$\alpha_0+\alpha_2$	α_2
Difference (介入群−対照群)	α_1	$\alpha_1+\alpha_3$	差の差＝α_3

アウトカムの変化はα_2と計算される。この2つのアウトカムの差，つまり差の差である$(\alpha_2+\alpha_3)-\alpha_2=\alpha_3$が介入効果であり，回帰式の交互作用項の係数（$\alpha_3$）と一致している（表1）。

Take Home Message
- 差の差分析はアウトカムの経時的変化の影響を考慮できる。

▶差の差分析の前提条件[4, 5]

差の差分析では，強い仮定がおかれている。

◎平行トレンド parallel trends

観察期間中の介入群と対照群のアウトカムの時間による変化は共通である。介入群と対照群のアウトカムの変化に平行トレンドがあれば，差の差分析で得られた結果は介入の効果であると言える。もし，この仮定が成立していなければ，介入の効果を正しく推定できないことになる。介入開始後の介入群と対照群のトレンドが，介入がなかったときに平行である

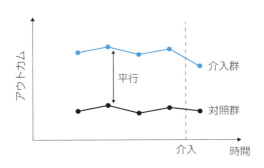

図2 ● 平行トレンド

かどうかは確認できない。しかし，過去のデータに遡って介入開始前の両群のトレンドが平行であることを確認することで，介入がなければ介入開始後のトレンドが平行であったと推定することは合理的であるといえる（図2）。

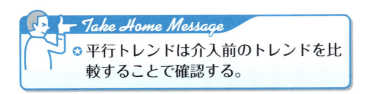

○ 平行トレンドは介入前のトレンドを比較することで確認する。

◎共通ショック common shock

ショックとは経済学の用語で，介入と無関係な予期しないイベントを指す。共通ショックとは，介入後の期間に起きたイベントが介入群，対照群の両群に対して同じ影響を及ぼすという仮定である。これはデータから検証できないため，差の差分析を用いた研究論文を読む際には，明らかにこの仮定を満たさないと思われるイベントがないか注意を要する。そのようなイベントがあれば，結果の解釈には注意が必要である。

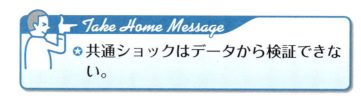

- 共通ショックはデータから検証できない。

▶差の差分析の発展型[6]

差の差分析では平行トレンド，共通ショックを満たす対照群を見つけることが難しい。差の差分析を行う際に，適切な対照群を見つけるためのさまざまな方法が提案されている。

◎マッチング

マッチングをすることによって，介入前のアウトカムとその他の交絡因子が類似した対照群を利用する。マッチングにより時間とともに変化する未測定の交絡因子に関してバランスが取れるかもしれない。プロペンシティスコアなどを用いてマッチングを行う。

◎対照群の合成 synthetic control method

対照群に重み付けすることによって，介入前のアウトカムとその他の交絡因子が介入群と類似するような対照群を合成する。

▶ Pick up Methods

本章ではBMJ誌に掲載されたAdverse inpatient outcomes during the transition to a new electronic health record system: observational study[7]のMethodsを鑑賞する。

Barnett ML, et al. Adverse inpatient outcomes during the

transition to a new electronic health record system : observational study. BMJ 2016 ; 354 : i3835 PMID : 27471242

この論文の PICO は

P：入院患者

I：electronic health record（EHR）の新規導入または変更

C：EHR の導入・変更なし

O：死亡・再入院

であり，EHR の導入や変更はそれがない場合と比較して患者のアウトカムに差を認めなかった。

▶ Defining Study Hospitals and Controls

We identified hospitals implementing a new inpatient EHR in 2011–12 with a single verifiable "go live" date and 180 days of data available before and after implementation. (略) These 17 hospitals that had implemented EHRs formed the group of study hospitals for this analysis.

Because secular trends in a hospital's region around the time of an EHR implementation date could confound the effect of EHR implementation, we constructed a control group composed of all other hospitals in the same hospital referral region as each study hospital (n = 399 hospitals).

差の差分析を行うために，介入のあった施設（EHR の新規導入または更新した施設，以下 EHR 導入群）と対照施設を定義する必要がある。この研究では，米国病院協会が毎年行っている EHR に関する調査を利用して 2011〜2012 年に新しく EHR を導入し，使用開始日の前後 180 日のデータが利用可能な 17 施設を特定している。また，対照施設は同地域における 399 施設としている。

第2部 統計解析の基本

▶ Data Sources

> (略) To focus on short term effects, our main, adjusted analysis focused on the 90 day periods before and after EHR implementation. (略)

この研究では，特に短期のアウトカムに注目しており，EHR導入前後90日でのアウトカムの変化を検討している。

▶ Outcome Measures

> We examined two primary outcomes, 30 day mortality and 30 day readmissions… (略) All outcomes were assessed for admissions in the study hospitals before and after EHR implementation. (略)

プライマリアウトカムは30日死亡と30日再入院とした。30日死亡は入院後30日以内の死亡，30日再入院は退院後30日以内の入院，としている。

▶ Covariates

> We collected information on age, sex, race/ethnicity, and whether disability was the original reason for enrollment to Medicare. From the chronic condition data warehouse database, we determined at the start of each calendar year the presence of 14 chronic conditions. At the admission level, we collected information on the length of stay for each index admission, and using the reported diagnosis related group we categorized each admission into 25 mutually exclusive previously defined major diagnostic categories.

交絡因子として，背景要因，慢性疾患，diagnosis related group[*1]に従い，25の入院カテゴリーに分類したものを収集した。

*1 日本におけるDPCの診断群分類に相当

差の差分析 **8** 章

▶ Statistical Analysis

We assessed changes in patient outcomes after EHR implementation in study hospitals, relative to changes over time in a control group of hospitals in the same hospital referral region as each study hospital.（略）

最初に EHR 導入群の導入前後のアウトカムの変化と，同じ地域の対照施設でのアウトカム変化の差を評価したことを述べている。まさに差の差分析のことである。

We used logistic regression and a difference-in-differences analytic design to assess the association of EHR implementation with changes in mortality, readmissions, and adverse events. For each outcome, we fitted the following model :
$$\mathrm{logit}(\mathrm{E}(Y_{i,j,t,k})) = \beta_0 + \beta_1 \mathrm{Post\_EHR}_t + \beta_2 \mathrm{EHR\_implementer}_t +$$
$$\beta_3 \mathrm{Post\_EHR}_t \times \mathrm{EHR\_implementer}_t +$$
$$\beta_4 \mathrm{Covariates}_{i,j,t,k} + \beta_5 \mathrm{HRR}_k + \beta_6 \mathrm{MDC}_i + \varepsilon$$
where E denotes the expected value…（略）

この研究では，差の差分析をロジスティック回帰分析を用いて行い，EHR 導入の効果を推定している。多くの読者はここで数式が出てくるために置いていかれてしまうと思われるが，ここで前半の単純化した回帰式と見比べて欲しい。

"Post_EHR" は EHR 導入前後を意味し，"EHR_implementer" は EHR 導入群か否かを示す。そしてこの 2 つの乗算である "Post_EHR × EHR_implementer" の係数である β_3 が EHR 導入の効果である。これ以外の項目である "Covariates"，"HRR"，"MDC" はそれぞれ背景要因，施設のある地域，入院の診断群分類であり，多変量を調整していることを意味しているだけのことである。長々と数式の説明が書き連ねてあるが，重要なのは "注目すべきは β_3 である"

117

第2部 統計解析の基本

ということである。

Of note, the difference-in-differences analytic framework means that our estimates will not be biased by differences in patient populations between treatment and control groups as long as the groups do not change differentially over time, which we address by examining differences between patient characteristics before and after implementation in both groups (see table 1). We also tested the assumption that both treatment and control groups had parallel trends in outcomes in the 90 days before EHR implementation,… (略)

前半で差の差分析の前提条件である平行トレンドについて仮定を満たしていることを主張し，後半で EHR 導入前の 2 群のトレンドが同じであることを統計的に示すためのモデルについて説明している。

　プライマリアウトカムの結果は Table 2 に示されているが，EHR 新規導入または更新によって 30 日死亡は 0.43%（95%信頼区間 −0.11〜0.99），30 日再入院は− 0.28%（95%信頼区間 −1.19〜0.55）であり，ともに有意な悪化を認めなかった。

● 文献

1. Gordis L 著，木原正博，木原雅子，加治正行訳．疫学：医学的研究と実践のサイエンス．東京：メディカル・サイエンス・インターナショナル，2010.

2. Sedgwick P. Before and after study designs. BMJ 2014；349：g5074.　　　　　　　　　　　　　　　　　　PMID：25106742

3. Akhtar PC, Currie DB, Currie CE, et al. Changes in child exposure to environmental tobacco smoke (CHETS) study after implementation of smoke-free legislation in Scotland：national cross sectional survey. BMJ 2007；335：545-9.　　PMID：17827487

4. Dimick JB, Ryan AM. Methods for evaluating changes in health care policy：the difference-in-differences approach. JAMA 2014；312：2401-2.　　　　　　　　　　　　　　PMID：25490311

118

5. 森田 果. 実証分析入門：データから「因果関係」を読み解く作法.
   東京：日本評論社，2014.
6. O'Neill S, Kreif N, Grieve R, et al. Estimating causal effects : considering three alternatives to difference-in-differences estimation. Health Serv Outcomes Res Methodol 2016 ; 16 : 1-21.

   PMID : 27340369
7. Barnett ML, Mehrotra A, Jena AB. Adverse inpatient outcomes during the transition to a new electronic health record system : observational study. BMJ 2016 ; 354 : i3835.　　　PMID : 27471242

第2部 統計解析の基本

9章

不連続回帰デザイン

　何らかの連続値がある閾値を上回る（下回る）と治療を開始するというのは普段の臨床においてしばしば行われる判断です。例えば，健康診断で血圧が 140 mmHg を超えたら降圧薬を開始する，ICU で Hb が 8.0 g/dL を下回ったら輸血を行うなどが挙げられます。このような恣意的に決定された判断基準によって治療介入が開始されるような状況では，不連続回帰デザインが利用可能です。

　本章では，不連続回帰デザインについての解説を行い，後半で不連続回帰デザインを用いた研究の Methods を鑑賞します。

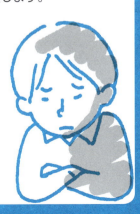

第2部 統計解析の基本

▶不連続回帰デザインとは[1,2]

*1 回帰分断と訳
されることもある

不連続回帰デザイン[*1]regression discontinuity design（RDD）は，1960年に教育心理学の論文で初めて登場し，1990年代以降，経済学の分野で広く利用されている手法である。恣意的に決定された判断基準によって治療や介入を行うという臨床判断は非常にありふれているにもかかわらず，RDDを用いた臨床研究はほとんどない。

血圧，HbA1c，コレステロール値など，治療開始の判断となる連続変数（割り当て変数）を考えてみる。割り当て変数がある値を超える（下回る）と治療を開始するという明確な基準がある場合，限りなく閾値に近く，閾値の両側にいる患者は，治療を受けているかどうか以外は擬似的にランダムに割り付けられていることになる。したがって，閾値付近の治療を受けた群，受けていない群の2群を比較することで無作為化比較試験（RCT）と同様に介入効果を推定することが可能となる。

検査値と同様に，政策などの効果を推定することもできる。ある日を境に政策が施行されたような状況を考えてみよう。例えば，カナダでは2007年に8年生の女子生徒に対してヒトパピローマウイルス（HPV）ワクチンの無料接種を開始した。この政策の結果，生まれた日によってHPVワクチンを受ける確率が異なるため，誕生日が基準日前後の子供のアウトカムを比較することで政策の効果を推定することができる[3]。

図1にRDDにおける割り当て変数とアウトカムとの関係を示す。割り当て変数がある閾値を超えたところで，アウト

9章 不連続回帰デザイン

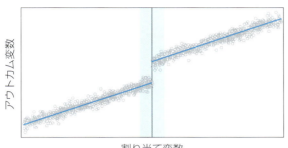

図1 ● RDDにおける割り当て変数とアウトカムとの関係。
中央のラインが閾値であり，その両側の患者（青色部分）が対象となる。

カムがジャンプアップ（不連続に変化）している。このアウトカムの変化が治療や政策の効果ということになる。

▶不連続回帰デザインの分類[1,2]

RDDは，割り当て変数の両側の対象者が治療介入を受ける確率によって，Sharp RDとFuzzy RDとに分類される。

▶ Sharp RD

割り当て変数の閾値両側の一方は全員が介入を受け，反対側は全員が介入を受けていない場合をSharp RDという。例えば，ガイドラインの効果を検討したい場合，ガイドライン公開前の患者は全員がガイドラインの影響を受けておらず，公開後の患者は全員がガイドラインの影響を受けている。

▶ Fuzzy RD

割り当て変数の閾値両側の一方の対象者の介入を受ける確率が，反対側の対象者よりも高い場合にFuzzy RDという。

図 2 ● 不連続回帰デザインにおける割り当て変数と介入割合の関係

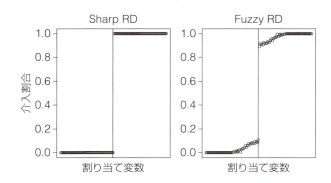

例えば，健康診断で血圧が 140 mmHg を超えた受診者は超えなかった受診者よりも降圧薬を投与される確率が高いが，必ずしも全員が投与されるわけではない。

…

図 2 に Sharp RD と Fuzzy RD における割り当て変数と介入割合の関係を示す。Sharp RD では介入の割合はある基準を境に一方は全員 0 であり，反対側は全員 1 である。一方 Fuzzy RD では，割り当て変数の閾値に近づくにつれ一方では徐々に介入割合が増加し，反対側では閾値に近づくにつれ減少している。

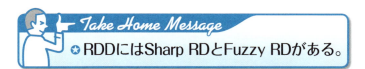

Take Home Message
● RDDにはSharp RDとFuzzy RDがある。

不連続回帰デザインの前提条件[1,2]

因果を推定するという点で考えれば，RDD でおかれている

前提条件は他の方法に比べて弱い。例えば，プロペンシティスコアを用いた分析では未測定の交絡因子がないという非常に強い仮定をおいていた。現実問題，未測定の交絡因子がないことはあり得ない。そのような仮定に比べると，RDD を行うための条件はデータから検証可能なものが多く，観察研究のデザインのなかでは最も因果効果を推定しやすい方法と言える。

　以下に RDD を行うための条件を解説する。

▶ 割り当てルールと閾値が既知である

割り当て変数が閾値を超えると介入するのか，下回ると介入するのかというルールと，閾値がどこにあるのかがわかっている必要がある。例えば「血圧が 140 mmHg 以上で治療を開始することがガイドラインで推奨している」などのルールと閾値がわかっている必要がある。施設によって介入するルールがまったく異なるような場合，RDD は利用できない。

▶ 介入前の割り当て変数は操作できない

介入前の割り当て変数は治療を受けるかどうかの影響を受けてはならない。例えば，特定検診での腹囲の結果をもとに行う保健指導の効果を推定したい場合を考えてみる。この場合，保健指導を受けたくない人は，腹囲の測定の際にお腹を引っ込めて測定することができる。このように割り当て変数が操作できる場合，RDD では正しい治療効果を推定できない。

　割り当て変数が操作されているかどうかはデータから検証可能である。介入前の割り当て変数のヒストグラムにおいて，閾値前後で急な増減があれば，操作されていると考えられる（図 3）。

図 3 ● 割り当て変数の連続性の確認

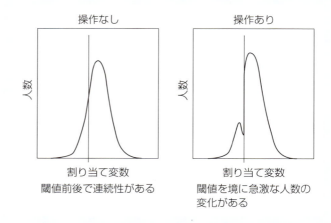

操作なし　割り当て変数　閾値前後で連続性がある

操作あり　割り当て変数　閾値を境に急激な人数の変化がある

▶介入がなかった場合のアウトカムは閾値付近で連続性がある

介入がなかった場合，図1のアウトカム変数は連続的に変化している必要がある。例えば，血圧が 140 mmHg を超えた場合に降圧治療と同時に脂質異常症や糖尿病の治療も開始するといった場合，降圧治療がなかったとしても，脂質異常症や糖尿病の治療によってアウトカムが不連続になってしまう。

注目している介入以外の要因に関しても，ヒストグラムで図3のように連続性を確認することで，アウトカムの不連続性は割り当て変数によって決められた介入の効果であることが推測できる。

不連続回帰デザインにおける介入効果の推定[1,2,4]

介入効果の推定も Sharp RD と Fuzzy RD で異なる。

▶ Sharp RD における介入効果の推定

前述したように閾値の両側の限りなく閾値に近い集団は，治療を受けているかどうか以外は，擬似的にランダムに割り付けられていることになる。したがって，RCT 同様に閾値前後の2群を比較することで介入効果を推定することが可能となる。

▶ Fuzzy RD における介入効果の推定

Fuzzy RD においては介入を受ける確率が閾値前後で異なる。図4 に割り当て変数，介入，アウトカム，交絡因子との関係を示す。

　RDD の前提条件から，
①割り当て変数によって介入の確率が異なる
②割り当て変数は介入を介してのみアウトカムに影響がある
③割り当て変数は交絡因子とは無関係である

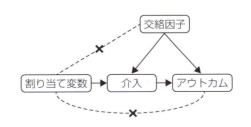

図4 ● RDD における割り当て変数，介入，アウトカム，交絡因子の関係

が成立する。

これはまさに7章で説明した操作変数である。したがって二段階最小二乗法等を用いて介入効果を推定する。詳しくは第7章を読んでいただきたい。

> **Take Home Message**
> ○ Sharp RD は RCT，Fuzzy RD は操作変数である。

不連続回帰デザインの限界[5]

RDD にも，いくつかの限界が存在する。

▶ 一般化可能性

RDD では，介入効果の推定は割り当て変数の閾値付近の患者が対象であり，すべての患者に対して結果を当てはめることはできない。例えば，血圧 140 mmHg 付近の患者が対象の場合，割り当て変数の幅をどの程度にするかにもよるが，180 mmHg の患者は分析から除外されているだろう。あくまで 140 mmHg 付近の患者に対する介入効果をみているのである。

▶ 割り当て変数の幅

割り当て変数の閾値前後の2群は無作為に割り付けられているのと同様であると仮定している。しかし，閾値からどの程度近ければ無作為化されているのと同様であると言えるだろうか。例えば，血圧 140 mmHg から 1 mmHg 上下では

おそらく背景要因が似通った比較可能な2群となるだろう。しかし20 mmHgではどうだろうか。120〜140 mmHgの群と140〜160 mmHgの群が似通った2群になるとは思えないだろう。このようにRDDにおいては，割り当て変数の幅の選択が非常に重要となる。

割り当て変数の幅を決めても，その幅が適切かどうかはわからない。一般的にRDDを利用した場合，感度分析として割り当て変数の幅を2倍と1/2でも同様の分析を行い，結果を確認する。

▶ サンプルサイズ

RDDでは，割り当て変数の閾値から近い集団を解析対象とするため，組入基準を満たすサンプルサイズがかなり小さくなってしまう。したがって，臨床の場でデータを集めるのは非常に困難である。近年，診療報酬請求データをはじめとした，さまざまなビッグデータが利用可能となってきており，今後RDDが利用される機会も増える可能性がある。

Take Home Message
- RDDを利用した研究はこれから増えると考えられる。

▶ Pick up Methods

ここでは，BMJ誌に掲載されたEffect of adoption of neo-adjuvant chemotherapy for advanced ovarian cancer on all cause mortality : quasi-experimental study[6]の

第2部 統計解析の基本

Methods を鑑賞する。

> *Melamed A, Fink G, Wright AA, et al. Effect of adoption of neoadjuvant chemotherapy for advanced ovarian cancer on all cause mortality : quasi-experimental study. BMJ 2018 ; 360 : j5463.*　　　　　　　　*PMID : 29298771*

この論文の PICO は

> **P**：Stage 3C または 4 の上皮性卵巣癌
>
> **I**：neoadjuvant chemotherapy を行った患者
>
> **C**：腫瘍縮小手術を先に行った患者
>
> **O**：全死亡

であり，neoadjuvant chemotherapy を行った患者は，腫瘍縮小手術を先に行った患者と比較して有意に死亡率の低下を認めた。

▶ Data

> We used data from the National Cancer Database, a joint program of the Commission on Cancer of the American College of Surgeons and the American Cancer Society. The National Cancer Database aggregates tumor registry data from more than 1500 hospitals and includes 70% of all incident cancer diagnoses in the United States. (略)

この研究は，米国外科学会の癌部会と米国癌協会の共同事業である National Cancer Database という癌登録データベースを利用している。このデータベースは，米国におけるすべての癌診断のうち 70% をカバーしており，これまでさまざまな研究に用いられている。

130

不連続回帰デザイン **9**章

▶ Sample Selection

We identified women who underwent treatment for stage 3C and 4 epithelial ovarian cancer, between 2004 and 2013, in the National Cancer Database participant use file. (略) All women who received chemotherapy as their first cancer di-rected treatment were included in the NACT group, even if they never received surgery, and all women who underwent surgery as primary treatment were included in the primary cytoreductive surgery group, irrespective of subsequent re-ceipt of chemotherapy.

この研究における対象患者は，2004〜2013年に stage 3C および4の上皮性卵巣癌で National Cancer Database に登録された患者である。最初に化学療法が行われた患者はすべて neoadjuvant chemotherapy（NACT）群とし，最初に手術が行われた患者は腫瘍縮小手術群とした。

▶ Primary Outcome

The primary outcome of interest was time from diagnosis to death, or last follow-up, as recorded by the cancer registrar. (略) To avoid bias from differential follow-up, we censored all patients alive three years after diagnosis.

プライマリアウトカムは，診断から死亡までの時間である。生存期間は，最大3年で打ち切りとしている。

▶ Statistical Analysis

The primary empirical approach used was a regression dis-continuity design. (略) The adoption of NACT provides an ideal setting for this methodology owing to large shifts in NACT uptake in New England and east south central cen-sus divisions shortly after the publication of the first ran-

第2部 統計解析の基本

> domized trial of NACT（see appendix table A）.（略）

最初に RDD について簡単な解説をしており，本研究でこの手法が適していることを説明している。ニューイングランド地方と南中部東半分[*2]では，NACT の有効性を示した RCT の結果が発表されたあと，NACT を積極的に行うようにシフトした地域であり，RDD を利用する理想的な背景があると述べている。この研究では，RCT 発表を境に NACT を受ける割合の急激な上昇を認めており，時間を割り当て変数，RCT の発表日を基準日として Fuzzy RD を行っている。

*2 米国国勢調査局が区分した9つの地域のうちの1つ。

> We first used a logistic regression model to verify that, after adjusting for temporal trends, diagnosis after 2012 was associated with a statistically significant increase in the probability of receiving NACT in the rapidly adopting regions. Subsequently, we estimated the causal effect of increased NACT uptake on survival by fitting proportional hazard models of the form… （略）We fit these models over a variety of time ranges, initially restricting to patients with a diagnosis in 2011 and 2012, and progressively increasing the bandwidth to include all available data（2004–12）. We estimated the complier average causal effect of NACT using two stage instrumental variables estimation（see appendix）.

前半で Fuzzy RD は操作変数法であったことを解説したが，操作変数法では二段階最小二乗法によって介入効果を推定することを覚えているだろうか？　この研究では，1段階目でロジスティック回帰を行い，2段階目で比例ハザードモデルを用いている。RDD では，しばしば感度分析として割り当て変数の幅を2倍と 1/2 でも同様の分析を行い結果を確認するが，この研究でも研究対象期間の幅を，最初に前後1年ずつからすべての研究期間へと段階的に変化させて結果を

比較している。

　プライマリアウトカムである全死亡は，NACT 群で腫瘍縮小手術を先行した群と比較して有意に低下していた。

● 文献

1. Bor J, Moscoe E, Mutevedzi P, et al. Regression discontinuity designs in epidemiology. Epidemiology 2014 ; 25 : 729-37.

PMID : 25061922

2. Moscoe E, Bor J, Bärnighausen T. Regression discontinuity designs are underutilized in medicine, epidemiology, and public health : a review of current and best practice. J Clin Epi 2015 ; 68 : 132-43. PMID : 25579639

3. Smith LM, Strumpf EC, Kaufman JS, et al. The early benefits of human papillomavirus vaccination on cervical dysplasia and anogenital warts. Pediatrics 2015 ; 135 : e1131-40. PMID : 25917991

4. 森田　果. 実証分析入門：データから「因果関係」を読み解く作法. 東京：日本評論社，2014.

5. Venkataramani AV, Bor J, Jena AB. Regression discontinuity designs in healthcare research. BMJ 2016 ; 352 : i1216.

PMID : 26977086

6. Melamed A, Fink G, Wright AA, et al. Effect of adoption of neoadjuvant chemotherapy for advanced ovarian cancer on all cause mortality : quasi-experimental study. BMJ 2018 ; 360 : j5463.

PMID : 29298771

第2部 統計解析の基本

10章 データベースの二次利用

無作為化比較試験（RCT）は最も質の高いエビデンスとなる研究です。

しかし，費用・倫理面・その他の理由から RCT を行うことが容易でありません。また，RCT における組入基準も非常に厳格であることが多く，その結果の一般化可能性は必ずしも高いとはいえません。このような背景から，比較的安価で行える，実臨床を反映した既存のデータベースを二次利用した観察研究の重要性が近年見直されています。

診療報酬請求データベースや一部の疾患・手術などの登録データベースは規模も大きく，世界各国で研究利用のための整備が進んでいます。

本章は，データベースの二次利用，特に診療報酬請求データベースに焦点を当てて解説します。

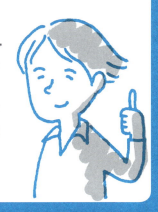

第2部 統計解析の基本

primary dataと secondary data[1]

研究に用いられるデータは，primary data と secondary data とに分けられる。primary data とは特定のリサーチクエスチョンに答えるために収集されたデータであり，secondary data とは研究目的であるなしにかかわらず，ある目的で収集されているデータを指す。secondary data にはさまざまな種類が存在し，代表的なものに，

・診療報酬請求データ
・臨床研究（RCT やコホート研究など）で収集されたデータ
・臨床情報（カルテ）のデータ
・さまざまな疾患レジストリ
・政府統計

などがある。これらが研究利用可能かどうか，つまりデータの質の高さや研究目的に沿った内容が含まれるかどうかは，国や施設によって大きく異なる。どのような素晴らしい統計手法を用いても，存在しない情報は代償できない。したがって，研究で利用されている secondary data についての知識が論文の解釈に大きく影響する。

　診療報酬請求データは基本的に臨床情報を含まない。したがって，診療報酬請求データを利用した研究論文を読む際には，臨床情報がないという欠点を，どのように補っているのかを理解することが非常に重要である。そのためには，利用された診療報酬請求データベースの知識が必要となる。

なぜ診療報酬請求データを利用するのか？[2]

診療報酬請求データを利用する利点には以下のようなものが挙げられる。① primary data の収集に非常にコストや時間がかかるが，既に存在するデータはより安価に利用できる，②無作為化が非倫理的である場合に既存のデータから解析できる，③無作為化比較試験（RCT）などと比較して高い外的妥当性が期待できる/実臨床での効果をみることができる，④希少疾患などは，大規模データベースであればサンプル数を多く集められるため精度の高い分析ができる，⑤今までまったく研究のない分野において，仮説生成を目的とした研究を行うことができる。

このように診療報酬請求データには多様な利点があり，近年これを利用した研究が爆発的に増えている理由を理解いただけるだろう。

Take Home Message
- 診療報酬請求データを利用した研究は増えている。

診療報酬請求データの限界

診療報酬請求データを利用した研究論文を読む際には，いくつか注意すべき点がある。
・診療報酬請求データは研究目的に収集されておらず，検査結果や画像診断などの臨床情報は含まれていない

第2部 統計解析の基本

・コーディングエラー，コーディングバイアスが存在する

これらの欠点をいかに克服しているかに注目することが，論文を正しく解釈するためのポイントとなる。

　例えば，敗血症に対する新薬の死亡率に与える影響を検討する研究を考えてみる。もし新薬を投与された患者のほうが投与されなかった患者に比べて若く，より軽症であった場合，解析によって得られた治療効果はバイアスされたものとなるだろう。診療報酬請求データには臨床情報が含まれておらず，重症度の調整は常に問題となる。

　また，診療報酬請求データ特有の問題として挙げられるのは，保険償還を得るために特定の疾患名を記載するというコーディングバイアスである。例えば，肺炎患者を診療した際に「敗血症」という疾患名を記載することで，より高額の保険償還が得られる場合などである。これらのバイアスを克服するために，適切な研究デザインであるかどうかを検討することが解釈の際に重要となる。

> *Take Home Message*
> ★ データベースを二次利用した研究では，研究デザインとデータベースのデータの質の評価が重要である。

*1 ＜http://www.mhlw.go.jp/file/06-Seisakujouhou-12400000-Hokenkyoku/0000202618.pdf＞（Accessed Apr. 15, 2019）

▶国内外の診療報酬請求データ

各国で診療報酬請求データを利用した研究が行われている。

◎Diagnosis Procedure Combination（DPC 導入の影響評価に係る調査）[*1]

日本の DPC データベース。急性期病床の約 50% をカバーしている。膵炎の重症度や Japan Coma Scale（JCS）など一部の臨床情報が含まれ，また入院時併存疾患と入院後発症疾患名が区別可能な形で入力されている。この点は，他の診療報酬請求データベースと異なる。

◎National Database（NDB）

我が国における悉皆匿名レセプトデータベースである。全国の電子レセプト（医科・DPC・歯科・調剤）を網羅しており，かつ特定検診も含まれる。

　個人を経時的に追跡可能であるため，DPC では難しい退院後の患者のアウトカムなどの長期予後を検討可能である。その一方，臨床情報は含まれないため研究デザインにかなり注意しないと，結果はバイアスによるものとなってしまう。

◎Medicare/Medicaid（Research Data Assistance Center）[2]

Medicare は米国の高齢者（65 歳以上）および障害者を対象とした公的保険であり，主に 65 歳以上が母集団となる。一方，Medicaid は主に低所得者が対象となる。

[2] <http://www.resdac.org/cms-data>（Accessed Apr. 15, 2019）

◎National Inpatient Sample（Healthcare Cost and Utilization Project）[3]

米国政府，州政府，医療業界が連携して構築している入院データベース。45 州の急性期病院における全退院患者のデータが含まれる。米国の診療報酬請求データベースのなかでは，最大規模である。

[3] <https://www.hcup-us.ahrq.gov/databases.jsp>（Accessed Apr. 22, 2019）

◎Clinical Practice Research Datalink（CPRD）（Medicines and Healthcare products Regulatory Agency）[4]

英国の general practitioner（GP）のデータベースであり，外来情報が縦断的に記録されている。このデータベースは入

[4] <https://www.cprd.com/home>（Accessed Apr. 15, 2019）

第2部 統計解析の基本

院データ，救急データなどとの突合が行われて利用されることもある。母子の突合も可能である。

…

このほか，北欧や台湾などでは個人の ID によってさまざまなデータベースとの紐付けが可能であり，健康情報が個人レベルで追跡可能である。日本でもようやく「医療等 ID」の導入が決まったが，残念ながらこの ID による医療情報の紐付けは，しばらく先の話になりそうである。

▶診療報酬請求データの質

secondary data を利用した研究において，データの質が研究結果の妥当性を左右する最も重要なポイントであり，論文を読む際にも，その点に留意することが不可欠である。では，secondary data の質をどのように評価すべきだろうか。

英国では，診療報酬請求データの質を評価するフレームワークが提案されている[3]。これによれば，データの質は coverage と accuracy の 2 つの視点から評価することが望ましいとされる。このフレームワークは，データベースを二次利用する研究者がどのような点に留意すべきか，という観点から作られているが，論文を解釈する際にも有用であると考えられる部分をピックアップした。これらの質の評価をすることで，その論文の妥当性の判断材料になる。

▶ coverage

◎組入基準を満たす対象が母集団を代表する程度

母集団を網羅する割合が高いほど質が高いといえる。例え

データベースの二次利用 **10章**

ば，心筋梗塞の患者の研究を行いたい場合を考えてみる。ある国における受診者情報を診療報酬請求データベースから集めたとする。45歳であまり教育レベルも高くない男性は病気の知識も少なく，胸が痛くなっても病院に行くのが遅い，あるいは病院に行かずにそのまま放置してしまうかもしれない。このような人が多いと，データベースに登録されている人は教育レベルが高い人の割合が高いといった選択バイアスになる。

◎**登録患者が組入基準によって網羅される程度**

研究の組入基準によって，データベースの登録患者をどの程度網羅するか，対象以外の患者をどの程度除外しているかである。例えば，心筋梗塞の患者を研究対象とした場合，組入基準を厳格にすれば解析対象となる心筋梗塞患者は心筋梗塞患者全体のうち一部となる。一方，組入基準を緩和すると，心筋梗塞以外の患者が解析対象に含まれてしまうかもしれない。

◎**データベースに含まれる変数**

心筋梗塞に対する治療の効果をみたいとしても，臨床的に意味のあるアウトカムがデータベースに含まれていない場合，代替アウトカムを設定する。

▶ accuracy

◎**コードの定義**

そのデータベースに登録されたコードが明確な定義によるものかどうか。これを判断するためにはデータベースに登録する際のルールを知る必要がある。

141

第2部 統計解析の基本

◎病態や介入などの信頼性

一般的に診療報酬請求データベースに登録された疾患名には感度・特異度の低いものが多い。例えば，敗血症という疾患名はおそらく感度が低いだろう。一方，まれな疾患で記載されていれば，その疾患であることが妥当であると思われる場合もある。

◎データの妥当性の検証

実際のカルテと照らし合わせるような妥当性を検証する研究（validation study）がなされていることが望ましい。そのような研究がなくとも，データの信頼性のチェックなどがなされているかどうかは，データの精度を評価するうえで重要となる。

▶Pick up Methods

今回は Critical Care Medicine 誌に掲載された "Postoperative polymyxin B hemoperfusion and mortality in patients with abdominal septic shock : a propensity-matched analysis"[4] の Methods を鑑賞する。

Iwagami M, Yasunaga H, Doi K, et al. Postoperative polymyxin B hemoperfusion and mortality in patients with abdominal septic shock : a propensity-matched analysis. Crit Care Med 2014 ; 42 : 1187-93. PMID : 24365858

この研究は日本の診療報酬請求データベースである DPC データベースを用いた研究であり，PICO は，

データベースの二次利用 **10章**

P：下部消化管穿孔に対して開腹手術を行い，手術当日
にカテコールアミン投与を行った患者

I：ポリミキシンB（PMX）によるエンドトキシン吸着
を行った群

C：PMX を行わなかった群

O：28 日死亡

であり，結果は死亡率に有意差は認めなかった。

▶ Data Sources

（略）Briefly, the DPC is a case-mix patient classification system, whereby administrative claims data and detailed medical clinical data for each patient are recorded at discharge by attending physicians. To optimize the accuracy of recorded diagnoses, responsible physicians are obliged to record diagnoses with reference to medical charts.（略）

この研究では，DPC データベースを利用している。ここで
は DPC データベースに含まれる臨床情報は，主治医が記録
していることが記されている。

▶ Patient Selection

（略）… patients who are 18 years old or older satisfying the following inclusion criteria were selected : 1) diagnosed with nontraumatic perforation of the lower gastrointestinal tract … （略）; 2) underwent open abdominal surgery except exploratory laparotomy on the day of admission (day 0) ; and 3) started noradrenaline and/or dopamine on day 0.（略）

組入基準および除外基準が記載されている。組入基準は 18
歳以上で以下を満たす患者である。

①非外傷性下部消化管穿孔

第2部 統計解析の基本

②入院日に試験開腹を除く開腹手術を受けている

③入院日にノルアドレナリンもしくはドパミンの投与が開始された

　これらの組入基準には工夫がみられる。まず，下部消化管穿孔は ICD-10 コードで抽出していると思われるが，疾患名自体は陽性的中率*5 が低いと思われる。しかし，下部消化管穿孔の疾患名がついており，かつ入院当日に開腹手術が行われている患者に限定することで，これらの患者が真に下部消化管穿孔に対して緊急手術を行った患者である特異度はかなり高いのではないかと推測される。さらに手術当日にノルアドレナリンまたはドパミンが開始された患者であれば，敗血症性ショックに陥っていると考えられる。

*5 疾患名がついた患者のうち実際にその疾患である割合

　このように疾患名に手技を組み合わせることで，診療報酬請求データベースを利用した疾患の特異度が上昇する[5]とされており，しばしば利用される。一方，DPC データベースは実際の患者のカルテ情報と突き合わせての疾患名や手技の妥当性を検証した研究が行われていないので，感度や特異度，陽性的中率などはわからない。一般に，限定すればするほど母集団のうち限られた対象のみが選択されるため，特異度は高くなるかもしれないが，感度が下がっていく。つまり母集団の代表性を損なうことになる。

　続いて除外基準は以下のとおりである。

①入院 2 日以内に死亡した患者

② PMX を手術後 2 日目以降に行った患者

これによって，PMX を行った患者と行わなかった患者という 2 つの患者群に分けられていることがわかる。

144

データベースの二次利用 **10章**

▶ Variables and Endpoints

Regarding underlining conditions, end-stage renal disease that required maintenance hemodialysis was assessed based on the records of the devices used. Liver cirrhosis and malignancy were determined according to ICD-10. The findings associated with surgery were assessed as follows. Perforation sites were categorized into small bowel, colon, rectum, or unknown when described only as "lower gastrointestinal tract perforation," using ICD-10 in conjunction with the Japanese text data.

維持透析が必要な末期腎不全は,維持透析のために使用した機器から同定している。肝硬変と悪性腫瘍は ICD-10 のみで同定しているので,これらの疾患名の感度[*6]は低いのではないかと推測される。一方,穿孔した場所の同定は ICD-10 コードに加えて日本語疾患名からテキストデータを抽出している。直腸穿孔に対して小腸穿孔と誤って記載することは少ないだろう。直腸と大腸の区別は曖昧かもしれないが,本研究においては直腸と大腸の違いは考えなくてもよいだろう。

[*6] 疾患をもっている患者のうち実際に疾患名がついた患者の割合。

The presence of organ dysfunction for six organs at admission was defined as follows : 1) cardiovascular dysfunction that required initiation of noradrenaline and/or dopamine on day 0 ; 2) respiratory dysfunction that required postsurgical continuous mechanical ventilation ; 3) renal dysfunction that necessitated initiation of intermittent acute hemodialysis or continuous renal replacement therapy on day 0-except for maintenance hemodialysis patients ; 4) hepatic dysfunction as a comorbidity at admission for recorded "liver failure" -except for liver cirrhosis patients ; 5) hematologic dysfunction that required platelet concentrate transfusion on day 0 ; and 6) neurological dysfunction of 100 on the Japan Coma Scale score, which is equivalent to scores of 6-9 on the Glasgow Coma Scale, or more severe. The Japan Coma Scale

第2部 統計解析の基本

> was recorded in all patients at admission to assess the con-
> sciousness level, and it correlated well with the Glasgow
> Coma Scale.
> The only endpoint used in this study was 28-day mortality.

ここでは臓器不全を定義している。

①**心血管系**：手術当日のノルアドレナリンまたはドパミン使用

②**呼吸器**：術後の人工呼吸

③**腎臓**：手術当日の間欠的もしくは持続的腎代替療法

④**肝臓**：入院時併存症として肝硬変を除く肝不全が記載

⑤**血液**：手術当日の血小板輸血

⑥**神経**：入院時の JCS > 100

これらの臓器不全のうち手技や薬物をもとに定義されている
ものは，記載もれがないかぎり確実に行ったと考えられる。
一方，肝機能障害に関しては疾患名を利用しており，妥当性
は低い可能性がある。このなかでは JCS に関してのみ妥当
性を検証した研究が行われており，GCS と高い相関が報告
されている[6]。唯一のアウトカムは，28 日死亡である。

▶ Statistical Analysis

> Propensity score matching was used to adjust for differenc-
> es in baseline characteristics and severity of condition at ad-
> mission between patients with and without PMX.

2 群間のベースラインの違いをプロペンシティスコアマッチ
ングによって揃えている。プロペンシティスコアマッチング
については 6 章を参照していただきたい。

146

> Patients discharged alive before day 28 were regarded as survivors : lacking hospice facilities or longterm acute-care facilities, the Japanese healthcare system allows patients to stay in the same hospital until recovery is complete.

死亡退院はデータベースに登録されているが，28 日以前に生存退院した患者は 28 日時点での生死は不明である。本研究では，28 日以前の生存退院は 28 日時点でも生存しているものとして取り扱っている。28 日以前に生存退院した患者の死亡する割合が PMX 群と非 PMX 群で異なるような要因がある場合，結果はバイアスされる。

28 日死亡率は PMX 群で 17.1%，対照群で 16.3%（$p =$ 0.690）と PMX の治療効果は認められなかった。

● 文献

1. Wunsch H, Harrison DA, Rowan K. Health services research in critical care using administrative data. J Crit Care 2005 ; 20 : 264-9.   PMID : 16253796
2. Cooke CR, Iwashyna TJ. Using existing data to address important clinical questions in critical care. Crit Care Med 2013 ; 41 : 886-96.   PMID : 23328262
3. Black N, Payne M. Directory of clinical databases : improving and promoting their use. Qual Saf Health Care 2003 ; 12 : 348-52.   PMID : 14532366
4. Iwagami M, Yasunaga H, Doi K, et al. Postoperative polymyxin B hemoperfusion and mortality in patients with abdominal septic shock : a propensity-matched analysis. Crit Care Med 2014 ; 42 : 1187-93.   PMID : 24365858
5. Yamana H, Matsui H, Sasabuchi Y, et al. Categorized diagnoses and procedure records in an administrative database improved mortality prediction. J Clin Epidemiol 2015 ; 68 : 1028-35.   PMID : 25596112
6. Ono K, Wada K, Takahara T, et al. Indications for computed tomography in patients with mild head injury. Neurol Med Chir (Tokyo) 2007 ; 47 : 291-7 ; discussion 7-8.   PMID : 17652914

索　引

数字・欧文

1：1 マッチング	79
1：n のマッチング	79
α エラー	12
β エラー	12
before after design	110
c 統計量	80
common shock	113
Cox 比例ハザードモデル	64
DPC (Diagnosis Procedure Combination)	138
EBM (Evidence Based Medicine)	2
F 値	98
Fisher の正確検定	19
Fuzzy RD	123, 127
intention-to-treat (ITT) analysis	9
inverse probability of treatment weighting (IPTW)	76, 81
χ 二乗検定	19
Kaplan-Meier 法	63
Kruskal-Wallis 検定	19

Mann-Whitney U 検定	19
National Database (NDB)	139
number needed to treat (NNT)	13
p 値	10
PECO	3
per-protocol analysis	9
PICO	3
pragmatic trial	22
proportion	29
rate	30
ratio	30
relative risk reduction (RRR)	13
Sharp RD	123, 127
standardized difference	80
t 検定	19
time-to-event analysis →生存時間分析	
validation study	142
weak instrument	98
Wilcoxon の順位和検定	19
with replacement	76
without replacement	76

和 文

あ 行

打ち切り	60
横断研究	34
オッズ比	20
重み付け	76, 114

か 行

回帰式	51
回帰分析	77
感度分析	100, 132
競合リスク分析	66
共通ショック	113
偶然誤差	35, 36
群間比較	18
系統誤差	35, 36
結果の妥当性	6, 78
源集団	32
検出力	12
交互作用	19, 55
交互作用項	80
交絡	36
交絡因子	36, 96, 97, 127
コスト	103
コーディングエラー	137

コーディングバイアス	138
コホート研究	31
コホート内症例対照研究	33, 34

さ 行

最近傍法	79
サンプルサイズ	12, 59
重回帰分析	53
情報のある打ち切り	61
情報のない打ち切り	60, 61, 64
情報バイアス	39
症例対照研究	32
信頼区間	10, 98
人年	30
診療報酬請求データ	137
生存曲線	63
生態学的研究	35
前後比較デザイン	110
選択バイアス	37
層化	76
操作変数	96, 128
層別化	76

た 行

多重共線性	54
中間因子	37
トレンド	110

149

な 行

二重対数プロット	65
二乗項	80
二段階最小二乗法	97, 128

は 行

バイアス	35, 82, 98
ハザード	60
ハザード比	61
比	30
ヒストリカルコントロール	110
批判的吟味	6
比例ハザード性	65
プロペンシティスコア	74
分割表	13
分散分析	19
平行トレンド	112

母集団 140

ま 行

マッチング	75, 114
未測定の交絡因子	75, 96, 99

や 行

予後因子	37

ら 行

率	30
ロジスティック回帰分析	53, 74

わ 行

割合	29
割り当て変数	122, 127

著者紹介

笹渕　裕介　自治医科大学データサイエンスセンター　講師

1973 年生まれ，東京都出身。四方を山に囲まれた甲府盆地にある大学を卒業後，麻酔科・集中治療を専門とした臨床医として診療を行っていたが，臨床研究に興味をもち，2013 年に東京大学 SPH へ進学。臨床疫学に魅せられ，これを世に広めるための活動に残りの人生を費やすことを決意。現在は主に医療大規模データベースの構築と，これを用いた臨床疫学研究を行っている。趣味は囲碁と卓球。最近ストレス解消のために学生時代に没頭していた卓球を再開したものの，練習する時間が取れず逆にストレスになっている。

臨床論文の Methods を読む Method
臨床家が知っておきたい PICO と統計解析の基本のキ

定価：本体 2,800 円＋税

2019 年 5 月 27 日発行　第 1 版第 1 刷 ©

著　者　笹渕　裕介

発行者　株式会社メディカル・サイエンス・インターナショナル

　　　　代表取締役　金子　浩平

　　　　東京都文京区本郷 1-28-36

　　　　郵便番号 113-0033　電話(03)5804-6050

印刷：双文社印刷／ブックデザイン：公和図書

ISBN 978-4-8157-0148-2　C3047

本書の複製権・翻訳権・上映権・譲渡権・貸与権・公衆送信権(送信可能化権を含む)は(株)メディカル・サイエンス・インターナショナルが保有します。本書を無断で複製する行為(複写，スキャン，デジタルデータ化など)は，「私的使用のための複製」など著作権法上の限られた例外を除き禁じられています。大学，病院，診療所，企業などにおいて，業務上使用する目的(診療，研究活動を含む)で上記の行為を行うことは，その使用範囲が内部的であっても，私的使用には該当せず，違法です。また私的使用に該当する場合であっても，代行業者等の第三者に依頼して上記の行為を行うことは違法となります。

JCOPY 〈出版者著作権管理機構 委託出版物〉

本書の無断複製は著作権法上での例外を除き禁じられています。複製される場合は，そのつど事前に，出版者著作権管理機構(電話 03-5244-5088，FAX 03-5244-5089，info@jcopy.or.jp)の許諾を得てください。